医药卫生类专业"互联网+"精品教材

护理礼仪

HULI LIYI

主　审　何　敏　朱秀敏

主　编　付保芹

副主编　李晓静　杜　鑫　申洪娇
　　　　冯晓敏

编　者（排名不分先后）
　　　　杜　鑫　付保芹　冯晓敏
　　　　李晓静　申洪娇　王珊珊
　　　　张　睿

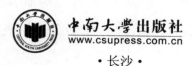

中南大学出版社
www.csupress.com.cn
·长沙·

图书在版编目（CIP）数据

护理礼仪 / 付保芹主编. — 长沙：中南大学出版
社，2020.5
ISBN 978-7-5487-4013-1

Ⅰ.①护… Ⅱ.①付… Ⅲ.①护理—礼仪—高等职业
教育—教材 Ⅳ.① R47

中国版本图书馆 CIP 数据核字（2020）第 044275 号

护理礼仪

付保芹　主编

□责任编辑	陈海波　陈 娜
□责任印制	易红卫
□出版发行	中南大学出版社

社址：长沙市麓山南路　　　　邮编：410083
发行科电话：0731-88876770　　传真：0731-88710482

□印　　装　　定州启航印刷有限公司

□开　　本　787×1092　1/16　□印张 10　□字数 228 千字
□版　　次　2020 年 5 月第 1 版　□ 2020 年 5 月第 1 次印刷
□书　　号　ISBN 978-7-5487-4013-1
□定　　价　36.00 元

前言

　　随着社会经济的发展和医疗服务改革的不断深入，人们对健康的要求不断提高，对护理人才的数量和质量也提出了更高的要求。要实现对护理对象生理、心理、社会全方位的整体护理，护理工作者除了需要具备扎实的理论知识、娴熟的护理操作技术和高尚的道德情操，还必须具有良好的护士行为规范，即优美的仪表、端正的态度、优雅的举止及礼貌的行为语言和良好的沟通技巧。因此，学习护理礼仪知识和培养良好的礼仪修养是现代护理发展的必然要求。

　　《护理礼仪》是护理、助产、涉外护理等专业的必修课程，本书着重从理论和实践两个方面介绍了护理专业学生应当如何学好、做好并正确运用礼仪规范。通过学习本课程，可以让学生系统掌握护士行为规范的相关理论知识和技能，为学生学习后续护理实践课程、从事临床护理工作打下坚实的基础。

　　河南护理职业学院《护理礼仪》课程为河南省精品在线开放课程。为了配合课程建设，课题组成员利用精品开放课程所积累的资源，编写了本教材。

　　本教材按 32 学时编写，全书共 7 个单元，分别为绪论、护士仪容礼仪、护士服饰礼仪、护士体态礼仪、护士言谈礼仪、护士工作礼仪、求职礼仪。体例上设置有学习目标、知识导图、知识链接、课程思政、典型案例、考点提示、直击护考和教学视频等，文后还附有技能训练，帮助学生练习和拓宽知识面。本书结构完整，图文并茂，内容通俗易懂，充分体现了教材的科学性、指导性、实用性和前瞻性，是护理专业及相关医学专业的教学用书，也可作为社会人员的培训教材。

　　尽管我们在教材的编写过程中付出了辛劳和汗水，但由于编者的能力和水平有限，教材中难免会有疏漏之处，我们真诚地希望使用本教材的教师、学生以及临床护理人员谅解并给予批评指正，使我们能够不断改进，提高教材质量。

编　者

2020 年 4 月

目录

单元一
绪论

学习目标

1. 理论目标

掌握礼仪的概念和学习护理礼仪的方法；熟悉礼仪的构成、表现形式、特征和原则；熟悉护理礼仪的概念、特征、作用；了解礼仪的起源和发展简史。

2. 能力目标

具备在学习和生活中合理、得体地运用礼仪的能力。

3. 素质目标

让学生充分认识到礼仪的重要性，提升礼仪意识，培养良好的行为习惯和职业素养。

【知识导图】

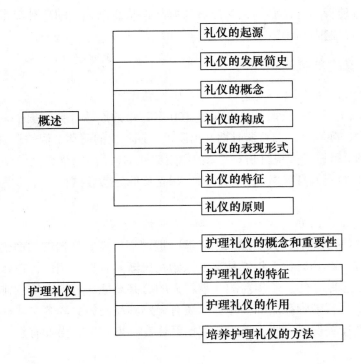

概述
- 礼仪的起源
- 礼仪的发展简史
- 礼仪的概念
- 礼仪的构成
- 礼仪的表现形式
- 礼仪的特征
- 礼仪的原则

护理礼仪
- 护理礼仪的概念和重要性
- 护理礼仪的特征
- 护理礼仪的作用
- 培养护理礼仪的方法

我国以"文明古国""礼仪之邦"著称于世。在五千年的历史演变过程中，不仅形成了一整套完整的礼仪思想和礼仪规范，而且重礼仪、守礼法、行礼教已内化为民众的一种自觉意识而贯穿其心理与行为活动之中，成为中华民族的文化特质。"不学礼，无以立"，孔子的这一名言，道出了"礼"在中国古代社会中的重要作用。荀子说："故人无礼则不生，事无礼则不成，国无礼则不宁。"意思是礼既是个人立身之本，又是国家治理之策。

社会心理学研究告诉我们，人与人之间的沟通所产生的影响力和信任度，分别来自语言、语调和形象三个方面。但它们所占比重是不同的，分别是：语言只占7%；语调占38%；视觉（即形象）占55%。由此可见，形象的确是一种征服人心的利器。礼仪是构成形象的一个更广泛的概念，社交礼仪包括了语言、表情、行为、环境、习惯等，相信没有人愿意在社交场合中因为失礼而成为众人关注的焦点，也不希望因此给人们留下不良的印象。由此可见，在社会交往中合理地运用礼仪就显得非常必要了。

■ 任务一　概述

概述

一、礼仪的起源

"礼"最早的起源与祭神有关。《礼记·标题疏》中说："礼事起于燧皇，礼名起于黄帝。"东汉学者许慎在《说文解字》中说："礼，履也，所以事神致福也。"礼最初是原始社会祭神祈福、祖先崇拜的一种祭祀仪式，具有强烈的神秘感与敬畏感。庄严的祭祀仪式使氏族部落必须绝对忠诚与服从，从而以强大的精神威慑力与统摄感实现对全体成员的普遍强制约束。

二、礼仪的发展简史

1. 礼仪的萌芽时期（公元前5万年～公元前1万年）

礼仪起源于原始社会时期，在长达100多万年的原始社会历史中，人类逐渐开化。在原始社会中、晚期（约旧石器时期）出现了早期礼仪的萌芽。例如，原始社会的北京周口店山顶洞人，就已经知道打扮自己。他们用穿孔的兽齿、石珠作为装饰品，挂在脖子上。而他们在去世的族人身旁撒放赤铁矿粉，举行原始宗教仪式，是迄今为止在中国发现的最早的葬仪。

2. 礼仪的草创时期（公元前1万年～公元前22世纪）

公元前1万年左右，人类进入新石器时期，不仅能制作精细的磨光石器，还开始从事农耕和畜牧。在其后数千年岁月里，原始礼仪渐具雏形。例如，在今西安附近的半坡遗址中，发现了距今约五千年前的半坡村人的公共墓地。墓地中坑位排列有序，死者的身份有所区别，有带殉葬品的仰身葬，还有无殉葬品的俯身葬等。此外，仰韶文化时期的其他遗址及有关资料表明，当时人们已经注意尊卑有序、男女有别。长辈坐上席，晚辈坐下席；男子坐左边，女子坐右边等礼仪日趋明确。

【知识链接】◆

"仰身葬"死者仰面朝上，多有棺椁、陪葬品和殉葬人，葬的是王公贵族和奴隶主。

"俯身葬"死者俯身向下，一般无陪葬品，葬的是奴隶或平民。

3. 礼仪的形成时期（公元前 21 世纪～公元前 771 年）

公元前 21 世纪至公元前 771 年，夏、商、西周三代是我国古代传统礼仪的成型期。夏代已经开始制礼，统治阶级为了巩固自己的统治地位，于是把原始的宗教祭祀礼仪发展成为符合其政治需要的礼制，这样礼仪被打上了阶级烙印。到商代，礼仪已经开始渗透到社会生活的各个方面。到了周朝，礼仪的特征已从单纯祭祀天地、

五礼

鬼神、祖先的形式，跨入了全面制约人们行为的领域，并形成了"五礼"，即分别用于祭祀、冠婚、宾客、军旅和丧葬的"吉礼""嘉礼""宾礼""军礼"和"凶礼"。周礼是我国历史上最严谨、最庞大、最完整的礼仪制度，对后世的社会发展产生了深远影响。

4. 礼仪的发展、变革时期（公元前 770 年～公元前 221 年）

西周末期，王室衰微，诸侯纷起争霸。公元前 770 年，周平王东迁洛邑，史称东周。承继西周的东周王朝已无力全面恪守传统礼制，出现了所谓"礼崩乐坏"的局面。

春秋战国时期是我国的奴隶社会向封建社会转型的时期。在此期间，相继涌现出孔子、孟子、荀子等思想巨人，发展和革新了礼仪理论。

孔子是中国古代大思想家、大教育家，他首开私人讲学之风，打破贵族垄断教育的局面。他删《诗》《书》，定《礼》《乐》，赞《周易》，修《春秋》，为历史文化的整理和保存做出了重要贡献。孔子认为，"不学礼，无以立"，他要求人们用道德规范约束自己的行为，要做到"非礼勿视，非礼勿听，非礼勿言，非礼勿动"。他倡导的"仁者爱人"，强调人与人之间要有同情心，要互相关心，彼此尊重。总之，孔子较系统地阐述了礼及礼仪的本质与功能，把礼仪理论提高到一个新的高度。

孟子是战国时期儒家主要代表人物。在政治思想上，孟子把孔子的"仁学"思想加以发展，提出了"王道""仁政"的学说和"民贵君轻"说，主张"以德服人"。在道德修养方面，他主张"舍生而取义"，讲究"修身"和培养"浩然之气"等。

荀子是战国末期的大思想家。他主张"隆礼""重法"，提倡礼法并重。他说："礼者，贵贱有等，长幼有差，贫富轻重皆有称者也。"并指出："礼之于正国家也，如权衡之于轻重也，如绳墨之于曲直也。故人无礼不生，事无礼不成，国家无礼不宁。"

5. 礼仪的强化时期（公元前 221 年～公元 1796 年）

公元前 211 年，秦王嬴政最终吞并六国，统一中国，建立起中国历史上第一个中央集权的封建王朝，秦始皇在全国推行"书同文""车同轨""行同伦"。秦朝制定的集

权制度，成为后来延续两千余年的封建体制的基础。

西汉初期，叔孙通协助汉高祖刘邦制定了朝礼之仪，突出发展了礼的仪式和礼节。而西汉思想家董仲舒，把封建专制制度的理论系统化，提出"唯天子受命于天，天下受命于天子"的"天人感应"之说。他把儒家礼仪具体概况为"三纲五常"。汉武帝刘彻采纳董仲舒"罢黜百家，独尊儒术"的建议，使儒家礼教成为定制。汉代时，孔门后学编撰的《礼记》问世，与《周礼》和《仪礼》并称为"三礼"，是中国最早的礼仪百科全书，对礼法、礼仪作了最权威的记载和解释，对历代礼制的影响最为深远。

盛唐时期，《礼记》由"记"上升为"经"，成为《礼经》，代替《礼记》，成为"三礼"之一。

宋代时，出现了以儒家思想为基础，兼容道学、佛学思想的理学，程颐兄弟和朱熹为其主要代表。程颐兄弟认为，"父子君臣，天下之定理，无所逃于天地之间""礼即是理也"。朱熹进一步指出，"仁莫大于父子，义莫大于君臣，是谓三纲之要，五常之本。人伦天理之至，无所逃于天地间。"朱熹的论述使程颐兄弟"天理"说更加严密、精致。家庭礼仪研究硕果累累，是宋代礼仪发展的另一个特点。在大量家庭礼仪著作中，以撰《资治通鉴》而名垂青史的北宋史学家司马光的《涑水家仪》和以《四书集注》名扬天下的南宋理学家朱熹的《朱子家礼》最著名。

明代时，交友之礼更加完善，而忠、孝、节、义等礼仪日趋繁多。

【知识链接】◆⋯⋯

1. "书同文"即写书信或文章时用相同的文字；"车同轨"即所有马车的两轮间距相等；"行同伦"即人们的日常行为要遵从统一的道德与规范。

2. "三纲"即君为臣纲，父为子纲，夫为妻纲。"五常"即仁、义、礼、智、信。

6. 礼仪的衰落时期（公元 1796—1911 年）

满族入关后，逐渐接受了汉族的礼制，并且使其复杂化，导致一些礼仪显得虚浮、烦琐。例如，清代的品官相见礼，当品级低者向品级高者行拜礼时，动辄一跪三叩，重则三跪九叩。清代后期，清王朝政权腐败，民不聊生，古代礼仪盛极而衰。伴随着西学东渐，一些西方礼仪传入中国，北洋新军时期的陆军便采用西方军队的举手礼，以代替不合时宜的打千礼等。

7. 现代礼仪新生时期（公元 1911—1949 年）

随着西方列强的侵入，中国开始沦为半封建半殖民地社会。在这个历史时期，中国原有的礼仪加上西方的道德观，形成了一个礼仪道德的大杂烩。

直到孙中山先生领导的辛亥革命彻底结束了封建帝制建立了中华民国，礼制也随之发生了根本性的变化。这一时期的礼仪，体现了近代自由、平等的原则，由资产阶级倡导的自由、民主、平等的思想形成的全新的文化习俗等，开始渗透到社会生活的方方面面，冲击了森严的封建意识和等级观念，对当今中国的礼仪文化产生了重大影响。

8. 当代礼仪时期（公元 1949 年～至今）

中华人民共和国成立后，逐渐确立以平等相处、友好往来、相互帮助、团结友爱为主要原则的具有中国特色的新型社会关系和人际关系。

党的十一届三中全会以来，伴随着改革开放的大潮，我国的现代礼仪建设进入了新的全面振兴时期。1982 年，全国总工会、共青团中央等组织联合发出了《关于开展文明礼貌活动的倡议》，号召全国人民特别是青少年开展"五讲四美"文明礼貌活动，成为我国现代礼仪建设史上的里程碑。改革开放几十年来，各行各业的礼仪规范纷纷出台，社会上的礼仪培训、学校里的礼仪教育日益繁荣，人们越来越深刻地认识到礼仪在社会发展中的重要性。如今，伴随着决胜全面建设小康社会的伟大壮举，我国现代礼仪必将焕发出前所未有的生机和活力。

课程思政

用礼仪涵养爱国主义情怀

礼仪是宣示价值观、教化人民的有效方式，包含礼节和仪式。国家重大纪念日举行相应仪式已是制度化安排，通过阅兵、游行、升旗、礼炮、领导人讲话等各种方式凝聚人心、强化集体力量、激发人们的爱国主义热忱。将礼仪应用到生活、交往和护理工作中，达到以礼服人、以礼敬人、以礼治国的教育目的，加强了爱国主义情怀。

三、礼仪的概念

礼仪是人类社会生活中，为向对方表示尊重、敬意、友好，而约定俗成、共同遵循的行为规范和交往程序。礼仪是人类文明延续的结果，是人类文化的沉淀物，是一个国家、民族、地区乃至个人道德文化水平发达程度的标志之一。具体表现为：礼貌、礼节、仪表、仪式等。

1. 礼貌

礼貌是指在人际交往中，通过语言、动作向交往对象表示谦虚、恭敬和友好的行为。它体现了时代的风貌与道德品质，体现了人们的文化层次和文明程度。礼貌是一个人在待人接物时的外在表现，它通过言谈、表情、姿态来表示对人的尊重。在不同的民族、不同的时代以及不同的行为环境中，礼貌表达的形式虽然不同，但其基本要求是一致的，即要做到诚恳、谦虚、和谐、有分寸。

2. 礼节

礼节是人们在日常生活中，特别是在交际场合，相互表示尊敬、祝颂、问候、致意、哀悼、慰问以及给予必要协助与照料的惯用形式。礼节实际上是礼貌的具体表现，没有礼节，就无所谓礼貌，而讲究礼貌就必须伴有具体的礼节。

3.仪表

仪表中的"仪"指一个人的面容、服饰等，"表"指这个人的举止、风度等。因此外表之美和优雅的动作之美构成了仪表之美。

4.仪式

仪式是一种正式的礼节形式，是指为表示礼貌和尊重而在一定场合举行的、具有专门程序规范的活动。如签字仪式、授勋仪式、开幕式、闭幕式等。

四、礼仪的构成

从礼仪的构成要素上来看，它至少包括四个方面：

1.礼仪主体

礼仪主体指各种礼仪行为和礼仪活动的操作者和实施者。它包括个人和组织两种类型。

2.礼仪客体

礼仪客体指各种礼仪行为和礼仪活动的指向者和承受者。礼仪的主体和客体相互依存，在一定条件下可以相互转化。

3.礼仪媒体

任何礼仪行为和礼仪活动必须依托一定的媒介和媒体。这种媒介和媒体就是礼仪的媒体。宏观上可以将礼仪媒体划分为：人体礼仪媒体、物体礼仪媒体、事体礼仪媒体。

4.礼仪环境

礼仪环境就是进行礼仪行为和活动的特定的时间和空间条件。

五、礼仪的表现形式

（一）语言类

1.语音

通过不同的语音来表达礼仪，即通过声音的高低、音色、语速、声调等来暗示不同的意义。首先，声音表达要让人感到真实、朴实、自然；其次，音量要控制得当，需轻柔时勿高昂，需低沉时勿喧哗；最后，音调要注意抑扬顿挫、和谐有致。

2.口头语

通过口头语言的形式来表达的各种礼仪，即以谈话的方式表示礼节。表达时要注意时间原则、地点原则和对象原则。

3.书面语

通过书面语言的表达方式来表达的礼仪，用于非面对面的人际交往。通过感谢信、贺电、函电、唁电、请柬、祝词等书写形式来传情达意，其两大特点是礼节性和规范性。

（二）身体语言类

1.表情语言

表情语言通过各种各样的面部表情。人的面部是最丰富多彩的一道风景线，包括眼、眉、嘴、鼻、颜面肌肉的各种变化以及整个头部的姿势等。如眼睛是人的表情语言中语汇最丰富的，"眼语"像灵魂的一面镜子，通过眼睛可以观察到对方是否喜欢、支持。

如深沉的注视表示崇敬，横眉冷对表示仇视，眉来眼去表示情人间暗送秋波。

2. 动作语言

动作语言通过各种身体动作。人的身体动作非常多，有手语、肩语、腿语、腰语、足语等。其中手语是语义中最丰富的动作语言。如竖起拇指向上表示赞扬；伸出小拇指表示鄙视；伸出食指和中指组成英文字母"V"，表示胜利；用拇指和食（示）指圈成"O"形，其余三指向上伸出表示"OK""好"等。

（三）饰物语言类

饰物语言是通过服饰、物品等语言符号表达一定的思想和情感意义的礼仪行为。包括两种类型：一种是由服装、饰物、化妆美容等代表的礼仪，另一种是通过各种物品代表的礼仪。饰物类语言有其特殊的意义。首先，服饰和物品彰显着社会风尚；其次，服饰和物品是一种情感的象征；再次，服饰和物品是一种美的演绎。

（四）酒宴语言类

酒宴语言是通过设宴吃饭来表示对客人的尊重和欢迎的一种礼节。古今中外，以酒宴款待亲朋好友已成为惯例。一则，通过美味佳肴表达对朋友亲人的深情厚谊；再则，通过宴席上种种礼仪行为表示对客人的尊敬，以求发展相互友好的关系。

六、礼仪的特征

1. 普遍性

礼仪是全人类共同的需要，它早已跨越国家和民族的界限，不分国别、性别、年龄、阶层，只要人类存在着交往活动，就需要通过礼仪来表达彼此的情感和尊重。尽管不同的国家、不同的民族对于礼仪的理解、重视程度和反映的方式等有所不同，但对礼仪的需要却是相同的。

2. 时代性

由于一个时代的社会风貌、政治背景、文化习俗等都会对礼仪的形成或流行产生影响，所以礼仪并不是一成不变的。随着社会的进步、时代的发展，礼仪也会随之变化，会被赋予新的内容，并在实践中不断完善，形成一套具有时代特色的礼仪规范。

3. 地域性

礼仪是在长期的共同生活中逐渐形成、积累和发展起来的。由于民族信仰、文化、习俗、经济水平等因素的影响，不同国家、不同民族、不同地区都有着不同的文化，因此也都有自己独特的礼仪表达方式。

4. 约束性

这是指公共道德对礼仪的约束性。在正常情况下，礼仪和道德是并行不悖的，它们虽无法律的强制力，但在社会生活中，却有一种无形的约束力，这种约束力主要来自家族、邻里、亲友以及整个社会的舆论监督。

5. 延续性

任何国家的当代礼仪都是在本国古代礼仪的基础上继承、发扬而来的。礼仪作为人类文化的一种积累，它把人们在交际过程中的习惯做法固定下来，流传下去，并逐渐形成自己的民族特色。一种礼仪一旦形成，就说明它有继续存在的价值，就会被一代代继承发扬下去，并在继承过程中，去粗存精、去伪存真，有所创新，有所发展。

6. 可行性

礼仪是由风俗习惯形成的，大多数并无明文规定，但又被社会每个成员认同并遵从。礼仪广泛存在于日常工作生活的各个层面，人们随时可以耳闻目睹，它规则简明，易学易会，实用可行，切实有效，便于操作，人人离不开它，并随时要用到它。

7. 等级性

礼仪的等级性表现为对不同身份、不同地位人士礼宾待遇的差异。在日常生活中，人们往往用男女之别、长幼之分来确定一个人受尊重的程度，但在公务活动中，则需要依据职务级别或其社会地位来确定他所应享受的礼宾待遇。只有承认这种差别，才能保证各项礼仪活动规范有序地展开，这是礼仪的等级性的第一层含义。它的第二层含义则表现为交往双方的对等性，在不同国家、不同地区、不同组织的交往中，双方人员的公职身份和社会地位要相近，业务性质要相似，礼节要相互对等，有来有往。

典型案例 ◆

> 国家领导人接待外宾时会根据来访者身份鸣放礼炮。一般 21 响，迎送国家元首或其他相应级别的人；19 响，迎送政府首脑或其他相应级别的人；17 响，迎送副总理级官员。

8. 通用性

当今世界可谓千姿百态，就人种来说，有黄、白、黑、棕各色人种，以及越来越多的混血人种；就民族来说，仅中国就有 56 个民族，全世界的民族更是数不胜数；就信仰来说，有的信仰共产主义，有的信仰资本主义，更多的人则有形形色色的宗教信仰……尽管如此，许多礼节以及施行礼节的仪式还是相似的，如握手、鞠躬、礼貌用语、各种庆典仪式等，大体都是世界通用的。

9. 文明性

礼仪是人类文明的结晶和重要组成部分。人类社会每前进一步都离不开对文明的追求，从赤身裸体到懂得用树叶遮身，从茹毛饮血到狩猎成果共享，从盲目迷信、敬畏鬼神到崇尚科学、论证无神，无不是追求文明的表现。时至今日，文明已渗透到人们生活的方方面面，如待人要热情周到、彬彬有礼，人与人之间要相互尊重、相互帮助、和睦相处等等。

10. 自律性

礼仪是人们在长期的社会实践中，约定俗成的一种习惯和准则，它对人们的言行有着广泛的约束力。但这种约束不是强制的，它不像法律那样威严，强制人人都必须遵守。礼仪的实施主要依靠个人的自我约束，这就是礼仪的自律性。礼仪的这一特点要求人们应加强自我修养，树立坚定的道德信念，不断增强自我约束、自我克制的能力，自觉遵守各种礼仪规范。现实生活中的大量事例表明，一个忽视甚至肆意践踏礼仪规范的人，常常会感到孤独、尴尬、失意、处处碰壁；而一个自觉遵从礼仪规则的人，则常常会一帆风顺，处处受到尊重。

七、礼仪的基本原则

现代社会给我们带来了一种文明和谐的气氛，使人们心情舒畅，这是因为大家在日常生活、学习、社交时，都注意遵守一些具有普遍性、共同性和指导性的礼仪规律。这些礼仪规律，就是礼仪的原则。

1. 遵守原则

在社会交往过程中，任何人都必须自觉自愿地遵守礼仪规则，运用礼仪去规范自己在交往活动中的言行举止。对于礼仪，每个人都有自觉遵守和运用的义务，否则交往就难以进行，并且还会受到他人的谴责。

2. 自律原则

自律是对自我的要求，是礼仪的基础和关键。学习、应用礼仪，最重要的就是要自我约束、自我控制、自我反省、自我检点、自我对照，严格按照礼仪行为规范要求自己，明确自己该做和不该做的事情，树立一种道德信念，不断地提高自己的礼仪意识，以礼待人。只有每个人都严格规范了自己的礼仪，人与人的交往才会更加和谐顺利。

3. 平等原则

礼仪交往的核心是平等，就是要尊重交往对象、以礼相待。所以，对任何交往对象都必须一视同仁地给予同等程度的礼遇，不因年龄、性别、种族、文化、职业、身份、地位、财富以及关系的亲疏远近等方面有所不同而厚此薄彼、给予不平等待遇。

典型案例

某公司的场地构造有点特殊，进门的玄关旁边有一个座位，坐的是财务经理刘姐。坐在这么显眼的地方，相熟的同事都打趣她像是前台接待，刘姐也是哈哈一笑。

后来，一个刚毕业的大学生小周应聘到公司工作了。每天来上班，她进门首先看见刘姐，但从来都是面无表情地瞪一眼，不打一声招呼，冷冰冰地路过。工作了几天，小周搞清楚刘姐是掌管她每个月工资的"财政大臣"，而非什么"前台接待"。就开始殷勤了起来，一进门"刘老师"叫得震耳欲聋，但是刘姐从来都是淡淡地回应。有同事私下里问刘姐原因，刘姐说："她前后态度差距这么大，我心里很不舒服。她现在尊敬我，是因为我的身份，而不是因为我这个人。如果我真的是前台接待或者扫地阿姨，估计她这辈子都不会跟我打招呼。堂堂的大学生，怎么刚进社会就学会了势利！"

4. 敬人原则

尊重是礼仪的情感基础，人在交往活动中必须尊重对方，不可失敬于人，更不能侮辱对方的人格。尊重是相互的，你尊重别人，别人才会善待你。古人云："敬人者，人恒敬之。"在人际交往中，只有相互尊重，人际关系才会融洽、和谐。

典型案例

　　有一次，齐白石应邀到一户人家做客，这天所到宾客多是达官显贵，衣饰锦绣，光彩耀人，只有他布衣粗履，显得十分寒酸，在客厅坐下后被冷落一旁。不一会儿，主人满面喜色领着梅兰芳走进客厅，满座宾客见了都一下子站起来欢迎，争先恐后地与之握手。梅兰芳突然瞥见齐白石孤单地坐在一旁，立即挤出人群向他走去，恭恭敬敬地叫了一声"老师！"然后二人亲切地交谈起来，令在座者大为惊讶。齐白石深为感动，事后他特地画了一幅《雪中送炭》赠予梅兰芳。

5.宽容原则

　　人们在交际活动中，既要严于律己，也要宽以待人、体谅他人。在人际交往中要做到豁达大度、有气量，我们不能用同一个标准去衡量所有人，毕竟每个人的知识水平是有差别的，要宽以待人，这样才能化解矛盾，使关系和谐。有了容纳意识，具备了容人的胸襟，才能更好地把握礼仪的精髓。

6.从俗原则

　　在人际交往中，因不同国情、民族、文化背景，一直存在着"百里不同风，千里不同俗"的说法。这就要求我们在交往活动中，要因地制宜、因时制宜、因人制宜，做到"入境而问禁，入国而问俗，入门而问讳"。对客观存在的事实要有正确的认识，要与绝大多数人的习惯做法保持一致，不要唯我独尊、否定他人的习惯性做法、自高自大、指手画脚、自以为是。

7.真诚原则

　　真诚是人与人相处的基本态度，是一个人内在道德与外在行为的统一。在人际交往中，务必待人真诚、言行一致，才能得到别人的理解和信任。缺乏真诚、表里不一、口是心非的人，即使在礼仪的形式上做得无可挑剔，最终还是得不到别人的认可。所以，即使你没有优美的姿态、潇洒的风度、得体的谈吐，但只要你有真诚，同样可以得到他人的礼遇。

8.适度原则

　　运用礼仪时要注意技巧、把握分寸、合乎规范，保证礼仪沟通的实效。在运用礼仪时，如果不遵循合适的度，就可能进入误区。在人际交往中，要掌握适度原则，把握人们彼此间的感情尺度、行为尺度、谈吐尺度，以建立和保持健康、良好、持久的人际关系。既要彬彬有礼，又不能低三下四；既要热情大方，又不能轻浮阿谀；既要诚挚友好，又不能虚伪客套；既要坦率真诚，又不能言过其实；既要优雅得体，又不能夸张造作；既要尊重习俗，又不能粗俗无礼。

考点提示

　　礼仪的概念、特征和原则。

■ 任务二　护理礼仪

护理礼仪的重要性

一、护理礼仪的概念和重要性

护理礼仪是建立在公共礼仪基础上的特殊礼仪，是一种专业文化礼仪，是护士职业形象的重要组成部分。护理礼仪除具有一般礼仪的基本特点外，还具有护理的专业文化特性，在使用对象上具有显著特征。护理礼仪遵循"以人为本、关爱生命"的原则，是医院文化建设中不可缺少的重要组成部分，对提高护理服务质量起到积极的促进作用。随着医学模式的转变，要成为一名合格的护理工作者，不仅需要有广博的文化知识、熟练的护理操作技术，而且还要不断提高自身综合素质，具备良好的职业礼仪修养，才能适应现代护理发展的需要。

护理工作是一种独特的艺术。护理专家王琇瑛说过："护理工作可以发扬女性所有的力和美。"这里所说的"力"是女性的性别魅力和优势，"美"的含义包括了护理的礼仪。护理礼仪是一种职业礼仪，是护士在职业活动中所遵循的行为标准，是护士气质、修养、性格、能力的综合反映，它包括护士仪表，使用语言的艺术，人际交往与沟通技巧，以及行为规范。护理工作的艺术美是通过护士的言行、举止、仪容和仪表来体现的。良好的礼仪可以体现出护士的文化修养、审美情趣及知识涵养，更能创造出一个和谐的医疗环境。

护士在工作中注意自己的礼仪也反映出自己敬业、爱岗、对工作的高度责任心和事业心。护理礼仪服务还能够带给患者一个舒心、舒适的居住环境，同时创造一个友善、亲切、健康向上的人文环境。从某种意义上说，在护理人员形象提高的同时，也塑造了医院良好的整体形象。特别是在医院竞争日益激烈的今天，护理礼仪作为医疗服务的内在文化因素，越来越被患者所关注，成为影响医院在社会公众中总体形象的关键，同时还成为人们选择医院的重要考虑因素。因此，护理礼仪是21世纪护理人员应具备的职业素质。

二、护理礼仪的特征

作为护理工作过程中行为的基本规范和要求，护理礼仪具有其自身的特征。护理礼仪的特征包括礼仪的规范性、强制性、可行性、传承性、普遍性和社会性。下面主要介绍护理礼仪的规范性、强制性和可行性。

1. 规范性

礼仪的规范性指的是人们在交际场合待人接物时必须遵守的行为规范。这种规范性，不仅约束着人们在一切交际场合的言谈话语、行为举止，使之合乎礼仪，而且也是人们在一切交际场合必须采用的一种"通用语言"，是衡量他人、判断自己是否自律、敬人的一种尺度。护士在待人接物、律己敬人、行为举止等方面必须遵循护理职业标准和行为规范规定，这也是礼仪规范性的具体体现。如各医院对护士的着装有统一的规定及有各自规范的工作用语等。

2. 强制性

护理人员提供的护理服务，实质上是由一系列专业性很强的护理操作组成的，如注射、发药、测体温、灌肠、导尿等，其目的是满足患者生理和心理需求。而护理礼仪也正是在这些操作实施过程中，通过得体的举止和适当的言语得以体现的。每一项护理技术都不是护士随心所欲完成的，而是在相关法律、规章、制度、守则的基础上，严格遵循一套完整的专业技术操作规范才能完成。因此，在日常护理工作中，护理人员必须约束自己的一些不正确、非专业的行为和语言，严格地遵循操作技术原则，才能为服务对象提供良好的护理服务。

3. 可行性

护理礼仪详细而具体地规定了护士在护理活动中的仪容、仪态及操作时的要求，规范了护理人员的言谈举止。护理礼仪要求具体、通俗易懂、切实可行，易于学习和掌握，可广泛应用于日常护理活动中。

三、护理礼仪的作用

1. 强化护理行为效果

随着医学模式的转变，护理的质量高低不仅仅局限在护理技术的水平上，更重要的是要有良好的护理礼仪。虽然护理质量的好坏是由护理技术水平直接决定的，但如何使护理技术在应用中达到最佳效果，还取决于护理人员的职业礼仪。在现代社会，人们对健康需求以及对医疗服务质量的要求越来越高，礼仪已成为代表医院文化、促进医院文化建设的重要组成部分。在临床护理工作中，护理礼仪被融于护理操作的每个环节，不但能使护士在护理实践中充满自信心、自尊心、责任心，而且其整洁的仪表、端正的态度、亲切的语言、优雅的举止，可以创造一个友善、亲切、健康向上的人文环境，能使患者在心理上得到安宁和稳定，起到药物所不能及的作用，达到良好的治疗效果，提高护理服务的工作质量。因此，护理礼仪的塑造是强化护理行为效果、促进护理质量提高的重要条件。

2. 满足患者心理需求

现代护理模式以整体护理为核心，这就要求护士不仅要掌握娴熟的护理技术、扎实的护理理论知识，还应掌握渊博的人文知识，以及较高的涵养和行为规范。患者入院时，护士给以微笑，并亲切地做自我介绍、环境介绍，可以消除患者因进入陌生环境而产生的不安情绪。护士及时询问病情、耐心回答问题、细致讲解规章制度及注意事项，可以帮助患者尽早完成角色转换，从而尽快地适应医院环境。一句热情、温暖的话语，一个文雅、优美的姿态，一脸自然、亲切的表情，都可以促使患者把心里话讲出来，有利于护理人员发现患者现存和潜在的心理问题，使患者在与护士的沟通中得到安慰、理解、帮助和鼓励，有效地消除患者紧张、焦虑的情绪，为早日康复而积极地配合各项治疗与护理。因此，良好的护理礼仪服务对满足患者的心理需求具有十分重要的作用。

3. 有助于护理人员自身的心理保健

在医院里，护士是与患者接触最多、接触时间最长的群体。要想让病痛中的人感到舒适、幸福和快乐，与护士自身的修养有很大关系。提高自身的修养，则会变得更成熟、更善解人意、更能实现人文护理，从而将"以人的健康为中心"和"以人为本"的护理理念落到实处。

良好的护理礼仪服务不但能为患者治疗提供帮助，还能对护士自身的心理健康起到一定的作用。临床护理人员长期面对的是患者，也会产生很多不良的情绪反应。因此，护士做好自我心理保健非常重要。从表面上看，护理人员的衣着、仪态、表情只对患者产生影响，但实质上这些也会影响护理人员的心理状态。心理学研究表明，人通过微笑同样可以在一定程度上唤醒或激活生理反应，从而产生积极的情绪体验，也就是说人可以通过微笑而获得愉快的情绪。因此，良好的护理礼仪，在为患者提供优质服务的同时，也有助于护理人员保持健康的心态，进而维持自身的心理健康。

4.有利于提高医院的整体形象

医疗服务市场的竞争日趋激烈，一个医院仅仅依靠过硬的技术来完全赢得市场越来越难，医院的服务态度、人文环境等非技术的价值越来越高。要想在竞争中立于不败之地，医院就必须重视自己的公众形象，护理服务作为对外的一个重要窗口，就必须注重护理人员的职业形象塑造。良好的护理礼仪可以创造一种和谐融洽的气氛，让患者感受到医院的温暖与关怀，从而对医院产生良好的印象。

因此，在经济高速发展、人民生活水平不断提高并对护理质量要求越来越高的今天，护理礼仪在护理工作中尤为重要。我们应当掌握好护理礼仪，成为一名合格的护理工作人员。

四、培养护理礼仪的方法

1.加强道德品质修养

道德品质也称品德或德行，它是社会道德现象在个人身上的具体体现，是指一定的社会道德原则和规范在个人思想行动中所表现出的某种比较稳定的特征和倾向。道德品质的修养和礼仪行为的养成有着密切的联系，二者是相辅相成的统一过程。礼仪行为从广义上说就是一种道德行为，处处渗透和体现着道德精神。一个人想要在礼仪方面达到较高的造诣，离不开道德品质方面的修养；而一个人要形成一种高尚的道德品质，也离不开日常礼仪规范的训练。

2.提高文化素质

礼仪学是一门综合性的专门学科，它和公共关系学、传播学、美学、民俗学、社会学等许多学科都有密切关系，一个人只有具备广博的文化知识，才能深刻理解礼仪的原则和规范，只有具备较高的文化层次，才能在不同场合更加自如地运用礼仪。因此，要提高自己的礼仪修养，必须有意识地广泛涉猎多种科学文化知识，使自己具备较高的综合知识素养，提高文学、艺术欣赏能力和审美能力。这样，就会有意无意地按照美的规律来认识生活和改造周围的环境，同时，在人际交往中，自己的言行也更具美感。

3.自觉学习礼仪知识

世界各国的礼仪风俗千差万别，我国各个民族的礼节习俗也是各不相同。在多元文化护理工作中，如对其他国家或某一具体活动的礼仪知识不了解，只凭以往的经验办事，有可能会给服务对象带来不良心理影响。护理人员应注重礼仪和个性修养，注重礼仪知识学习，利用图书资料、广播电视、函授教学，系统地、全面地学习礼仪的基础知识、基本理论和基本技能。注意收集、学习和领会各种礼仪知识，以便在实践中运用，久而久之，不但自己在礼仪方面博闻多识，而且在礼仪修养的实践上也能提升到新的高度。

4. 积极参加护理礼仪实践

实践是动机和效果由此及彼的桥梁。对护理礼仪知识的学习，仅仅停留在理论上弄清护理礼仪的含义和内容是不够的，还应该在实践中充分运用。在提高护理礼仪修养时，要以积极的态度，坚持理论联系实际，将自己学到的护理礼仪知识积极运用于护理工作之中。因此，学习护理礼仪，务必要坚持理论和实践的统一。要注重实践，将知识运用于实践，不断地在实践中学习，这是学习礼仪的最佳方法。护理礼仪修养，既要修炼又要培养，离开实践，修养就成为无源之水，无本之木。护理人员应该在职业岗位、家庭、社会等场合中，时时处处自觉地从大处着眼，小处着手，以礼仪的准则来规范自己的言行举止。

5. 养成良好的行为习惯

礼仪是人们交际活动中的一种行为模式。这种行为模式只有通过长期的自觉练习，变成自身一种自觉的动作，形成习惯，才能在交往活动中更好地发挥作用。礼仪修养实际上就是人们自觉用正确的思想战胜不正确的思想，用良好的行为习惯纠正不良行为习惯的过程。检验一个人的礼仪修养如何，很重要的一条标准就是看他是否已把礼仪规范变成自身个性中的稳定成分，是否能在各种场合自然而然地遵循交际礼仪要求。

考点提示 ◆

护理礼仪的概念、特征和作用。

直击护考

1. 礼仪的起源与下列哪项有关（　　　）。

A. 祭神 　　　B. 婚嫁 　　　C. 礼佛 　　　D. 访友

2. 下列哪项不是"三礼"（　　　）。

A.《仪礼》 　　　B.《周礼》 　　　C.《礼仪》 　　　D.《礼记》

3. "吉礼"是指（　　　）。

A. 冠婚之礼 　　　B. 祭祀之礼 　　　C. 宾客之礼 　　　D. 军事之礼

4. "不以规矩，不能成方圆"体现了礼仪的（　　　）。

A. 自律原则 　　　B. 平等原则 　　　C. 敬人原则 　　　D. 遵守原则

5. 礼仪的萌芽时期是在（　　　）。

A. 原始社会时期　　　　　　　　B. 夏商西周三代

C. 春秋战国时期　　　　　　　　D. 秦汉到清末

6. "百里不同风，千里不同俗"体现了礼仪的 （　　　）。

A. 普遍性　　　B. 地域性　　　　　C. 可行性　　　　D. 时代性

7. 礼仪的变革时期是在 （　　　）。

A. 原始社会时期　　　　　　　　B. 夏商西周三代

C. 春秋战国时期　　　　　　　　D. 秦汉到清末

8. 新中国的礼仪标准是 （　　　）。

A. 自由自在　　　　　　　　　　B. 三纲五常

C. 三从四德　　　　　　　　　　D. 平等相处、友好往来、相互帮助、团结友爱

9. 仪表是指 （　　　）。

A. 正式的礼节形式　　　　　　　B. 礼貌的语言

C. 人的外表　　　　　　　　　　D. 优美的动作

10. "精诚所至金石为开"体现了礼仪的 （　　　）。

A. 适度原则　　　B. 真诚原则　　　　C. 敬人原则　　　D. 平等原则

11. 观察图片后请回答，图中人物行的是 （　　　）。

A. 跪拜礼　　　B. 握手礼　　　　　C. 拱手礼　　　　D. 万福礼

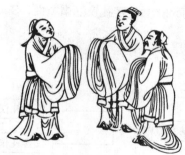

12. 请观看视频题视频后做出正确选择 （　　　）。

A. 男子 20 岁，女子 18 岁　　　　B. 男子 22 岁，女子 20 岁

C. 男子 18 岁，女子 16 岁　　　　D. 男子 20 岁，女子 15 岁

李晓静

单元一答案

视频题

单元二
护士仪容礼仪

学习目标

1. 理论目标

掌握仪容礼仪的基本原则，护士发型的要求，护士化妆方法，护士目光运用的要点、微笑的注意事项；熟悉护士肢体修饰的原则；了解面部皮肤和头发的养护方法。

2. 能力目标

能够熟练运用化妆技巧，做到适时、适当的仪容修饰。

3. 素质目标

通过学习，让学生更好地体会仪容礼仪的重要性，在以后的工作中保持良好仪容，展现白衣天使的风采。

【知识导图】

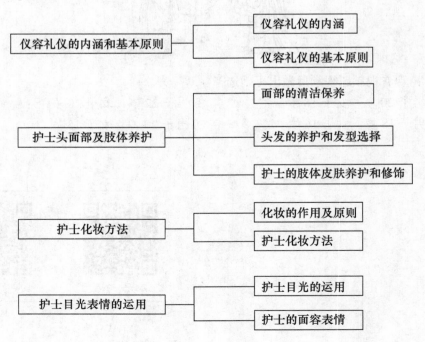

在人际交往中，仪容美能够给人留下深刻的印象，为建立友好的人际关系提供保障。护士良好的职业形象离不开仪容美，良好的仪容向患者传递了友善、健康的信息，反映了护士积极向上的精神面貌，更体现出护士对患者及其家属的尊重，有利于整个医院形象的提升。

任务一　仪容礼仪的内涵和基本原则

一、仪容礼仪的内涵

仪容修饰

仪容，通常是指人的外观或容貌，包括人的头发、面部、身体、四肢的卫生、修饰状况，以及面部表情和目光的应用。在与患者的交往中，护士的仪容状况是护患关系建立的基础，能够影响患者对护理工作的评价。护士的仪容美包括仪容的自然美，修饰美和内在美。

1. 仪容的自然美

自然美指个人先天的外在形象美，与遗传因素有关。容貌秀丽，天生丽质为仪容美创造了有利条件，是人们的普遍心愿。

2. 仪容的修饰美

修饰美指个人结合自身条件，按照一定规范，对仪容进行适当的修饰，扬长避短，提升气质，美化形象。人们可以通过学习、积累，获得修饰美的方法来塑造仪容美。

3. 仪容的内在美

内在美指个人通过不断的学习和努力，提高自身的文化水平、道德修养，培养优雅的气质，塑造美好的心灵，是个人综合素质的体现。

仪容美是自然美、修饰美和内在美的综合体现，只有三方面高度统一，才能达到真正的仪容美。护理工作需要与人交往，对护士的仪容有着特殊的职业要求，秀丽端庄的容貌、简洁得体的化妆、自然恰当的表情都是护士需要遵循的仪容礼仪。

典型案例 ◆

　　周总理是公认的美男子，他可以穿打补丁的衬衣，可以穿接过袖口的毛衣，但在任何公开场合，他的外套总是整洁挺直；工作再忙，他的头发总是天天吹理。周总理曾在天津南开中学读书，南开中学的镜铭是"面必净，发必理，衣必整，纽必结。头容正，肩容平，胸容宽，背容直。气象：勿傲，勿暴，勿怠；颜色：宜和，宜静，宜庄。"

　　不论是我们的榜样周总理，或是天津南开中学的"镜铭"，这些观念和行为所体现的中心思想是：仪容修饰是为了表达美好的情感，是为了表达对他人和自己的尊重。

二、仪容礼仪的基本原则

仪容是一个人的外在形象，人际交往之初，都是从仪容印象开始。护士在工作中需要与不同的人交往，遵循仪容礼仪的原则可以帮助护士建立良好的人际关系，塑造良好的职业形象。护士仪容礼仪的基本原则有适度性原则、协调性原则和个体性原则。

（一）适度性原则

护士的仪容修饰需要遵循适度性原则，以自然为本，不能过分修饰，刻意装点，否则会给人留下庸俗的印象，不仅不美，甚至会引起反感，造成患者的不信任。

1. 选择适合的护肤品和化妆品

护士应该结合自身特点，选择适宜的护肤品和化妆品，改善皮肤和头发状态，扬长避短，展现魅力。

2. 掌握适当的修饰技巧

适当的修饰技巧是打造完美妆容的关键，护士应掌握修饰的方法与技巧，追求"饰而无痕"的效果，使自己的妆容符合职业要求。

（二）协调性原则

仪容美是整体的美，是与外在环境相协调的美。仪容修饰应该综合考虑自身年龄、服饰、职业、季节等特点，塑造和谐统一的美。

1. 仪容应与年龄相协调

得体的仪容能够体现不同年龄阶段的美，青年时应彰显青春和活力，中年时体现稳重和成熟，老年时突出安详和端庄。

2. 仪容应与服饰相协调

根据服装的颜色、款式进行化妆，并配以相应的发型，借助色彩、款式将美协调地集中于一身。着职业装时，仪容应简洁干练；着运动妆时，仪容应朴素干净；着礼服时，仪容应端庄华丽。

3. 仪容应与职业相协调

考虑自身的身份与职业，不同的职业要求不同的妆容，护士工作时应淡妆上岗，显得端庄大方、亲切自然。

4. 仪容应与季节相协调

随着四季变换，光线和气候也会发生变化，仪容修饰应与外界自然环境相协调。选择适宜的护肤品和化妆品，保持皮肤健康红润，仪容得体大方。

（三）个体性原则

仪容应体现个人的兴趣爱好、审美观点和气质性格，在修饰仪容时不能盲目追求时髦、时尚，却不适合自身。仪容修饰应该依据自身特点，对自我形象进行重新塑造，增加个人魅力。因此，在修饰之前应很好地设计自身形象，把握好个人特点。如根据脸型选择适合自己的发型，结合五官外在条件选择适当的化妆技巧。

■ 任务二　护士头面部及肢体养护

良好的仪容既反映了护士的爱美意识，又表达了对他人的礼貌和尊重；既表现了个人的良好修养，又展示了护理职业的社会形象；既振奋了自己的精神，又体现了所在医院的管理水平。面部的清洁、皮肤的状况、发型的选择都能体现出个人的生活习惯，影响人际交往的第一印象。

一、面部的清洁保养

（一）五官的清洁养护

1. 眼

俗话说"眼睛是心灵的窗口"，眼睛可以表达情感、传递信息，是人际交往中被对方注视最多的部位，我们要注意对眼睛的养护。时时保持眼睛的清洁，及时清除眼睛的分泌物，如果被灰尘或异物迷住了眼睛，不要用手揉搓，让泪水自然冲洗。如果需要佩戴眼镜，应选择合适度数和风格，不要佩戴与自身年龄、身份不符合的眼镜，或样式夸张的眼镜。注意在工作场所或社交场所，一般不要佩戴太阳镜或墨镜。

2. 眉

眉毛虽然不像眼睛一样引人注目，但是作用也很大。平时应注意保持眉毛清洁，防止在眉毛中有灰尘或死皮。根据脸型和眼型适当修饰眉形，尤其是女性，应该经常修理眉毛。

3. 鼻

鼻子是面部最突出的部位，是一个重要的呼吸和嗅觉器官。平时应注意保持鼻腔清洁，当鼻腔有分泌物时，要及时用纸巾或手帕清除，但注意擤鼻涕和挖鼻孔是一种很不雅观的动作，所以一定要避开人群。有些人的鼻毛较长，应及时修剪，任其长出鼻外是很不雅观的。

4. 口

维持口腔的卫生，使牙齿洁白、口无异味是最起码的礼仪要求。应该做到每天刷牙，定期洗牙。刷牙应做到"3个3"，即每天刷牙3次，每次刷3分钟，餐后3分钟刷牙。经常用漱口液、牙线等护理牙齿。定期洗牙可以清除附着在牙齿上的牙结石和牙菌斑，是牙齿深度清洁护理的必要方法。注意饮食对保持口气清爽也是很重要的，护士上班前忌吃葱、蒜等气味较重的食物。同时，公众场合应避免打哈欠、吐痰等不雅行为。

5. 耳

耳朵和眼睛一样，是十分脆弱的感觉器官。在洗漱时不要忘记清洗耳部，但不能让水流入内耳，尤其要防止异物或小虫侵入耳道。出现耳垢是一种正常的生理现象，必要时可请专业人员清理，不可自行挖耳朵。在工作岗位上，护士不要挖耳朵，否则会给患者造成不雅之感。

（二）皮肤的清洁养护

皮肤是人体最大的体表器官，面部皮肤状态给人传递着最直观的美感，是人体健美的一面镜子，也是完美妆容的基础。应该根据自身皮肤性质进行清洁和护理，保持皮肤的健康和美丽。

1. 皮肤的种类

（1）中性皮肤：水、油适中，皮肤酸碱度适中，皮肤光滑细嫩柔软，富于弹性，毛孔细小，纹路排列整齐，皮沟纵横走向，是最理想漂亮的皮肤。这种皮肤的护理要点：选择中性护肤产品，维持水油平衡。

（2）干性皮肤：肤质较薄，缺乏光泽，毛孔细小，没有油腻感，不易生面疱，皮肤比较干燥，pH 值不正常，易脱皮或干裂，容易出现松弛现象。护理要点：补充水分，适量食用一些油脂类食物，适当补充油脂。

（3）油性皮肤：油脂分泌旺盛、T 部位油光明显、毛孔粗大、常有黑头、皮质厚硬不光滑、皮纹较深；外观暗黄，肤色较深、皮肤偏碱性，弹性较佳，但不容易起皱纹、衰老，对外界刺激不敏感。皮肤易吸收紫外线容易变黑、易脱妆、易产生粉刺、暗疮。护理要点：注意面部清洁以及控油保湿。

（4）混合型皮肤：一种皮肤呈现出两种或两种以上的外观（同时具有油性和干性皮肤的特征）。多见面部 T 区部位易出油，其余部分则干燥，并时有粉刺发生。护理要点：混合性皮肤护理较复杂一些，控制 T 区油脂的分泌，注意清洁，其他部位补水保湿，适当选择一些比较滋养的护肤品。

（5）敏感性皮肤：可见于上述各种皮肤，角质层较薄，对外界刺激很敏感。在臭氧层遭到破坏，紫外线对皮肤伤害日益严重，空气、环境受到污染的情况下，皮肤变得更敏感，无论哪种皮肤都可能出现敏感现象。护理要点：经常对皮肤进行保养，皮肤出现过敏后，要立即停止使用任何化妆品，进一步观察皮肤状况，加强对皮肤的保养。

2. 日常护肤步骤

（1）清洁：人体皮肤不停地分泌油脂和汗液，再加上皮肤长期暴露在外，极易黏附各种污垢，可堵塞毛孔、汗腺等，因此清洁皮肤对于皮肤的护养和保健极为重要。清洁皮肤时，首先根据自身皮肤性质选择洁面产品，取适量洗面奶分别点在额头、两颊、鼻尖、下颚，用中指和无名指由内向外打圈揉洗，不能太过用力，然后采用热水和冷水交替冲洗。

（2）补水保湿：根据皮肤性质，选择护肤产品。普通护肤品根据其成分的分子大小决定使用顺序，分子越小的越先使用，如水、精华液、凝胶、乳液、乳霜、霜状护肤品，然后才是油性护肤品。因为这些大小不同的分子各自含有不同的养分，并且对肌肤也是发挥不同的效用。判断顺序的最简单的方法就是：质地越清爽、越稀薄的越先用。

（3）眼部护理：眼周皮肤比较细弱，同时眼周分布的汗腺和皮脂腺比较少，容易干燥，这就决定了眼周肌肤是最容易老化的问题肌肤，一定要加强护理。为了达到补水保湿、抗皱、提拉紧致、去黑眼圈、去眼袋等目的，取绿豆大小量的眼霜，配合按摩和指压，达到较好的眼部护理效果。

3. 根据年龄进行护肤

（1）16～25 岁：这个年龄段内分泌旺盛，面部皮肤油性较大，易生"青春痘"。应该定期做深层的清洁，适当使用控油护肤品，避免油脂分泌过多。不要给皮肤太多营养，以免造成毛孔堵塞。

（2）25～35 岁：这个阶段皮肤状况趋于成熟，需要侧重保湿补水，只有保湿做得好，肌肤才能够避免出现皱纹，尤其需要注重眼部肌肤的保养。

（3）35～45 岁：新陈代谢减慢，皮肤容易缺水，比较敏感，有色素沉着，皮肤弹性下降，油脂分泌减少，但 T 字部位油脂分泌旺盛。这个阶段应该定期做皮肤清洁，注意保湿和防晒，并且保证充足的睡眠。

（4）45～60 岁：由于激素水平变化的影响，皮肤状况变差，皮肤干燥没有弹性，皮肤内胶原蛋白含量减少，变得松弛。这个阶段应该增强皮肤弹性，延缓衰老，宜选择抗氧化、抗衰老的保湿面霜。

4. 不同季节护肤要点

（1）春季：人的皮肤纹理开始舒展，皮脂腺和汗腺分泌增多，是护肤的好时节，但是春天也是细菌和病毒大量滋生及易发生感染的季节，会给皮肤带来不良影响，容易出现过敏和粉刺。春天要注意清洁肌肤，杀除细菌，选择温和的刺激性较小的洁面产品。

（2）夏季：环境温度较高，皮肤容易失去平衡，皮脂腺分泌旺盛，应选择清洁力度较强的洁面产品，去除面部油脂，随身携带保湿喷雾，给肌肤补充水分。夏季紫外线强，要做好防晒工作，选择防晒霜、遮阳伞、遮阳帽等防晒产品抵抗紫外线对皮肤的侵害。

（3）秋季：早晚温差大，天气忽冷忽热使皮肤的抵抗力下降。秋意渐浓时，人们常常忽略了紫外线的存在，其实初秋的紫外线是相当强烈的，这个时候皮肤更容易受到日照的伤害，天气变凉以后皮肤的新陈代谢也变缓慢了，晒黑了之后很难变回来。秋季要选择清洁力强、弱酸性的洗面奶，重视角质层的保湿工作，要坚持防晒。

（4）冬季：冬天气温低，空气湿度小，皮肤会由于油脂腺和汗腺分泌减少而变得干燥，因此冬季护肤更重要。涂抹油性护肤品，每天洗脸 1～2 次即可，经常按摩脸部，促进血液循环。

护肤小偏方

【知识链接】◆

（1）将一片西瓜肉捣碎和一个鸡蛋黄一起搅拌均匀，然后加入适量面粉搅拌成膏状，敷于面部，十分钟后用清水洗净，一周二、三次。西瓜皮去红留青直接擦脸，收敛毛孔效果极佳。

（2）将果子去皮、捣碎，加入蜂蜜调匀，涂抹于脸上，能舒展脸部皮肤，达到去皱的效果。

（3）每次洗脸时，在洗脸水中加入适量的白醋（约两匙）拍到脸上，坚持使用能使毛孔缩小，还能防止痤疮的产生。

（4）半颗柠檬洗净去皮后榨汁，然后将柠檬汁、一匙蜂蜜、一个鸡蛋的蛋清在一起搅匀，涂于面部，10～20分钟后洗净，不仅可以滋润皮肤还具有美白作用，建议在晚间使用。

（5）蛋清涂抹在皮肤上，可以去除死皮，等蛋清干后用清水洗净。

二、头发的养护和发型选择

头发是人体的重要组成部分，对人的外貌修饰有着十分重要的作用。整洁大方、长短适度的秀发，给人一种潇洒飘逸、美的享受。如果头发邋遢、肮脏不堪，就会给人一种不愉快的感觉。对于护士来说，乌黑靓丽的发质，简洁标准的发型，能够提升个人气质，展现护士的健康与活力。

（一）头发的清洁和养护

1. 头发的清洁

发质分为干性、中性和油性三种，根据发质决定洗发的频率。一般中性发质，宜每周洗发2次，油性发质要比干性发质清洗的次数多。正确的洗头方法是：先将头发理顺、淋湿，再倒上适量的洗发剂，用手指反复轻轻揉搓，然后用水将洗发剂冲洗干净；如头发较脏，可将上述程序重复一次。冲洗后随即用干毛巾擦拭，尽量不用电吹风吹干，最好令其自然晾干。

2. 头发的养护

头发是有生命的，健康、秀美的头发要靠平时的保养与护理。

（1）经常梳理头发：梳头可以保持头发整齐、光洁，同时还能起到良好的理疗作用。梳头时，梳齿刺激头部神经末梢，再通过大脑皮质调节头部神经功能，能有效地促进血液循环和头发的生长。正确梳头的方式是：先将中间的头发从前向后梳理，再将两侧的头发分别左右梳理；每一次都要从发根慢慢向发梢梳理；梳理时用力要适中，速度宜舒缓，不要用力过猛，以防刺伤头皮，拉断头发。梳子要专人专用，保持清洁，以防传染疾病；梳齿不要过密、过尖，质地以硬木或牛角为佳。

（2）经常按摩头皮：按摩能加速头皮血液循环，促进毛囊营养吸收和皮脂分泌，有效防止脱发和促使头发再生。按摩方法为：伸开十指，先由前额发际线向头顶，继而向脑后进行环状揉动，再从两鬓向头顶揉动；如此反复进行，直至头皮有发热、紧缩的感觉。按摩油性头发用力要轻，以防过度刺激头皮使油脂分泌过多。

（3）饮食调节：进食维生素、微量元素、蛋白质含量丰富的食物，可以增强头发的光泽度，如绿色蔬菜、燕麦、芝麻、核桃、香菇、水果、鱼、蛋、肉、奶类食品等。绿色蔬菜有助于黑色素的合成与分泌，使头发永葆黑色；大豆类能起到增加头发的光泽、弹力和润滑等作用，预防分叉或断裂；海带、海菜等含丰富的钾、钙、碘等，能促进脑神经细胞的新陈代谢，还可预防白发。

（二）发型的选择

发型对一个人的仪表有着重要影响，能反映出一个人的文化修养、社会地位和精神状况。无论选择哪种发型，都应结合自身特点，做到扬长避短，和谐统一。

1. 发型与脸型相配合

鹅蛋脸型是东方女性的标准脸型，适宜各种发型；圆形脸可将头顶头发梳高，并利用头发遮住两颊，减少脸颊宽度；方形脸可将头发紧贴头部，略盖住前额，并用头发披在两颊掩饰脸部；长脸可将刘海向下梳，遮住额头，尽量让两侧头发蓬松；三角脸型发型以波浪或卷发为宜，可以增加发量，发梢微遮两腮；逆三角脸可将头发上梳，两侧尽量梳得蓬松。

2. 发型与体型相配合

身材瘦高者适合留长发，不宜盘高发髻或留过短的头发；身材高大者适合留简单的短发；身材矮小者适合精巧别致的短发，不适宜披长发；身材矮胖者发型应有向上的趋势，亮出颈部，不宜留长直发。

3. 发型与职业相配合

学生发型应轻松活泼、简单自然；职业女性发型应体现稳重、干练的气质；服务业女性发型应秀美、大方，给人以亲切、活泼的印象。职业男性头发应整洁、干净、发型简单。

4. 发型与年龄相配合

青年人发型可以多种多样，时尚个性，但也应结合自身自然条件和服饰搭配；中年人发型应简单大方、优雅整齐；老年人发型应干净利落，体现健康活力。

（三）护士的职业发型

护士的职业发型除了遵循基本的美发原则外，还应体现护士职业特点，符合护理工作需要，总体要求是整洁、简单、庄重、规范。

1. 戴燕尾帽时的发型

一般科室女护士佩戴燕尾帽。燕尾帽洁白、坚挺，两翼如飞燕，是护理职业的象征，衬托着白衣天使崇高的使命。佩戴燕尾帽时，头发前不过眉，后不过肩，侧不掩耳。长发不能披肩，应在脑后盘起，或用发网罩住（图2-1）。短发应自然向后梳，两鬓头发放于耳后，不超过耳下 3cm（图 2-2）。燕尾帽平整挺立，高低适中，戴正戴稳，距前发际 4 ～ 5cm，用浅色发卡固定于帽后。

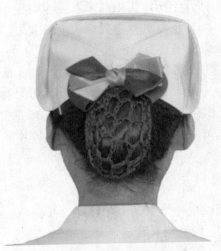
图 2-1　护士长发发型

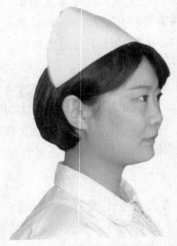
图 2-2　护士短发发型

2. 戴圆帽时的发型

在特殊科室如手术室、重症监护室等工作的护士，需要佩戴圆帽。在佩戴圆帽时，头发应全部遮在帽内，前不露刘海，后不露发际（图 2-3）。

3. 男护士发型

男护士发型应简单整洁，前发不覆额，侧发不掩耳，后发不触领，不留怪异发型如梳小辫、剃光头等（图 2-4）。

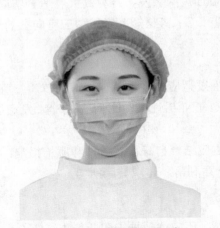
图 2-3　护士戴圆帽发型

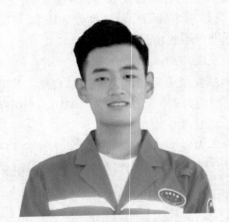
图 2-4　男护士发型

三、护士的肢体皮肤养护和修饰

身体是礼仪活动的载体，礼仪活动由身体各部位协调一致来完成。肢体的美体现在肢体的外形、清洁修饰、皮肤的状况等，仪容礼仪应该注意肢体的养护及修饰。

（一）手臂

手是人的"第二张名片"，护理人员接触患者最多的部位就是手，因此要注意对手和手臂的清洁、养护。

1. 及时有效地洗手

护士在接触清洁物品前、进行无菌操作前、处理污物后都要洗净双手，尤其是甲沟和指缝，注意洗手后要涂抹护手霜。

2. 修剪指甲

指甲会藏污纳垢，护士应经常修剪指甲，其长度不能超过指尖。护士工作时不能涂抹指甲油，尤其不能美甲，以免给患者带来不整洁、不专业的印象。

3. 注意汗毛和腋毛的处理

护士着夏装时，如果手臂汗毛较重，需要采取适当措施去除。腋毛属于个人隐私，护士着装时应注意不能露出腋毛，必要时适当修剪腋毛。

（二）下肢

仪容整理时下肢容易被忽视，其实在近距离交往中，下肢也能为他人所注意。护士要注意保持下肢的清洁卫生，勤洗脚，经常修剪趾甲，保持甲沟清洁，不要涂抹趾甲油。如果汗毛较多，应该采取适当的方法去除。护士工作时应穿符合规定的护士鞋，着裤装时，不要穿颜色鲜艳的袜子（图2-5）。夏天穿裙装护士服时，应穿肉色或浅色长筒丝袜，注意不要穿残破、脱丝的丝袜（图2-6）。

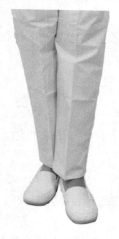

图 2-5　着裤装护士

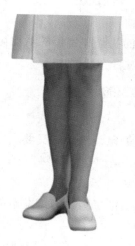

图 2-6　着裙装护士

考点提示 ◆

　　护士的职业发型总体要求。

任务三　护士化妆方法

化妆最早源于古埃及，当时那里的妇女采用一种被称作"燕支"的植物的红花，捣烂后以其液涂于面部，是最早的面部化妆品及化妆术。现代美容业首先在西欧发达国家发展起来，我国实行改革开放之后，现代美容业才得以迅猛发展。在与人交往中，端庄得体的妆容是给人留下良好印象的关键，护士在工作中适当化妆，已成为护士职业行为规范中一项极为重要的内容。淡妆有利于展现护士"白衣天使"的美好形象，更有利于唤起病人对生命和健康的渴望。

化妆基本步骤

一、化妆的作用及原则

（一）化妆的作用

1. 美化容貌

通过化妆可调整面部的色泽，改善皮肤的质感，使五官更加生动传神，突出个性，使容貌更加美丽。

2. 增强自信

化妆在为人们增添美感的同时，也能带来自爱自信，使人们更加光彩夺目。一位哲人曾经说过："化妆是使人放弃自卑，与憔悴无缘的一味良药。"

3. 弥补缺憾

运用色彩的明暗和色调的对比可以造成人的视觉差，遮盖或弥补容貌的缺陷，使人神采奕奕，焕发青春活力。

（二）化妆的原则

1. 自然真实

化妆既要美化、生动，又要真实、自然，让别人看了觉得原来的你是如此美丽，化妆的最高境界就是"自然而然"。

2. 扬长避短

突出自己面部优势，掩饰面部的不足，以达到化妆的最佳效果。

3. 适度得体

化妆要适度，注意场合，护士工作时应化淡妆，做到"妆成有却无"才是最好的效果，要"端庄无痕，施不过分"。

4. 整体协调

应强调仪容的整体效果，妆容应和发型、服饰、气质以及所处的场合相协调。

5. 化妆避人

化妆是个人的隐私，不宜在公开场合下进行，应选择无人的地方，如化妆间、洗手间等，切忌在他人面前肆无忌惮地化妆或补妆。一般情况下，女士在用餐、饮水、出汗后应及时补妆。

二、护士化妆方法

（一）化妆用品的选择

目前，市场上的化妆品琳琅满目，花样繁多，化妆前应选择适合自己的化妆用品。尽量选购天然的植物制品，不买含有毒素的化学制品，因为化学制品的化妆品往往刺激皮肤，容易引发过敏，甚至含有毒素，危害健康。不购买、不使用过期产品，超过保质期的化妆品大多已变质，容易伤害皮肤，应杜绝使用。不要迷信进口产品，尤其要慎用欧美国家的产品，因为白种人皮肤酸碱度与黄种人有较大差异，盲目使用，不仅达不到美化目的，反而有可能伤害皮肤。不使用质量太差的产品，质量太差的化妆品大多效果不佳，且易对皮肤造成伤害。

（二）常用化妆步骤

1. 妆前准备

化妆前先清洗面部皮肤，用洁面乳和温水洗净面部后擦干，油性皮肤的人，宜选择控油洗面奶清洁皮肤。再用化妆棉蘸取化妆水轻轻拍打脸、颈部，最后涂上润肤霜来滋润、保护皮肤，化妆液使用要充足才可以使皮肤得到充分滋润。

2. 涂粉底

粉底能调和肤色、遮盖瑕疵、使皮肤具有细腻的质感。遵循"宁深勿浅"的原则，根据肤色选择粉底。油性粉底的覆盖性较好，宜用于年龄稍长、肤色较深或化晚妆者；乳液状粉底的透明度好，适宜于年轻、肤色较白者化淡妆时使用。拭擦时用点、按、压、拍的手法，沿着面部肌肉的生长纹理方向，由上向下，由内向外，均匀地涂在面部和颈部。然后定妆，在粉扑上吸收足够的散粉，轻轻拍按面部，要薄而均匀，主要是防止粉底脱落，并减少粉底的油光感。

3. 画眉

根据年龄、性别、脸型设计眉形，利用修眉工具将杂乱无序的眉毛去除，使眉毛线条清晰、整齐、流畅，为面部增加立体感。画眉时选择黑色或咖啡色眉笔或眉粉，沿着眉毛生长方向画。眉毛的弧形随眉骨的形状自然弯曲，眉峰处于眼球正视前方时中线稍后一点的位置，眉头的起始位置与内眼角对齐，眉尾终于鼻翼与外眼角的连线处。眉峰应画得浓些，往眉尾逐渐变淡（图2-7）。

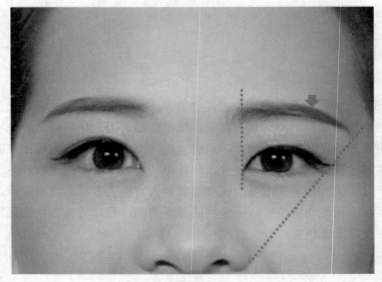

图 2-7　画眉的方法

4. 涂眼影

眼影可以美化眼睛、强化面部立体感。眼影所用的色彩要与整体面部妆色、肤色协调统一，工作妆最好选用浅咖啡色眼影。从睫毛根部开始描画眼影，靠近睫毛根处的眼影颜色最深，向上颜色减淡，深色到浅色过度自然，不要有明显的分界线，画出晕染效果。

5. 画眼线

眼线可提升眼神，渲染眼睛魅力。选用软芯防水眼线笔，沿睫毛根部从外眼角或内眼角开始画。新手可以采用分段式画法，分别画眼尾、眼中、眼头，之后将这三段连接起来，再将空隙处填满。最后，用棉花棒拖拽尾眼线，往后自然晕开，好让收尾的地方看起来圆润些。

6. 涂睫毛膏

先用睫毛夹，使睫毛上翘。上眼睑的睫毛用睫毛刷从根部向睫毛梢纵向涂，下眼睑的睫毛要横向涂。注意避免涂成"苍蝇腿"，涂的时候不停地以 Z 字手法摆动。护士的工作妆可以不涂抹睫毛膏。

7. 涂口红

先涂一层润唇膏，再根据自己的唇形及五官特征画唇线。唇线应整齐，上唇线从中间向两边画，下唇线则从嘴角向中间画，最后用唇膏或唇彩填满唇线轮廓。护士唇妆强调自然健康，口红以浅色、透明色、鲜艳度低的颜色为宜。要注意唇线与唇膏衔接自然。

8. 刷腮红

用腮红刷蘸取腮红刷于颧骨下方，并向耳朵上缘方向匀开。腮红一般由浅粉、砖红两种颜色配成，深浅的程度应与自己的肤色及粉底色协调，以体现妆面的和谐统一之美。一般情况，腮红高不过外眼角，低不过嘴角，向内不过眼长的1/2 垂直线。

（三）化妆的注意事项

1. 结合自身特点化妆

化妆的目的是美化自我，增加魅力。需要明确自身面部的优势与劣势，通过化妆渲染优点，淡化缺点，不能盲目效仿他人，一味追逐流行。

2. 注意保持妆面完整

化妆后虽然美丽，但一段时间后由于吃饭、喝水等活动，容易脱妆。女性应备好化妆用品，及时检查妆容，必要时补妆。但要注意，不能当众补妆。

3. 不要借用他人化妆品

化妆品是私人用品，无特殊情况，不要与他人混用；否则，易出现交叉感染。需要补妆又没有带化妆品时，除非他人主动愿意给你提供方便，把自己的化妆品借给你，否则，千万不能去借他人的化妆品。

4. 重视卸妆

一般带妆时间以 4 小时为宜，过长影响皮肤新陈代谢，伤害皮肤，卸妆时最好用专门的卸妆产品。

5. 不要评论他人妆容

不要对他人的妆面品头论足、大加讨论，这样的行为会使对方难堪，也是非常失礼的行为。

> **考点提示** ◆
>
> 化妆的原则是：自然真实、扬长避短、适度得体、整体协调、化妆避人。

■ 任务四　护士目光表情的运用

在人际交往中，目光表情能够流露出重要的信息，表达人们的细微情感，传递出用语言和手势无法准确表示的含义。生动自然的表情，可以反映出人们充实、丰富的内心世界。护士在与患者及家属交流过程中，应该注意灵活、得体的运用目光表情，同时要善于通过对方的眼神、表情，捕捉对方的情绪、态度和真实感受。

目光表情

一、护士目光的运用

眼睛是人类"心灵的窗口"，目光是心灵的语言。泰戈尔说过："一旦学会了眼睛的语言，表情的变化将是无穷无尽的。"人们相互间的信息交流，总是以目光交流为起点，眼神是传递信息十分有效的途径。护士在工作中应该注意目光的合理运用，包括注视对方的时间、角度、部位、方式和眼神的变化五个方面。

（一）注视的时间

注视对方持续时间的长短，往往能表现出一个人对待交往对象的态度，应该好好把握。

1. 表示友好

注视对方的时间约占全部相处时间的 1/3 左右。

2. 表示重视

注视对方的时间约占全部相处时间的 2/3。如护士向患者询问病史、进行入院宣教时。

3. 表示轻视

注视对方的时间不到全部相处时间的 1/3，表示瞧不起对方或没兴趣。表现为谈话时东张西望、心不在焉等，是护士在与患者沟通时应避免的情况。

4. 表示敌意或兴趣

注视对方时间超过全部相处时间的 2/3 以上，或目光始终盯在对方身上，偶尔离开。往往表示对对方发生了兴趣，或者表示对对方抱有敌意。

（二）注视的角度

注视他人时，目光的角度能够体现出对交往对象的态度。护士在工作中，为表达尊重，避免误会，应注意在不同的工作场景下使用不同的注视角度。

1. 正视

注视他人时，身体与对方正面相对，表示尊重，一般适用于护士接待患者或家属。

2. 平视

注视他人时，视线呈水平状态，表示双方地位的平等，一般适用于普通场合与身份、地位平等的人进行交往，如护士询问病史或健康教育时。

3. 仰视

注视他人时，主动居于较低的位置，需要抬头向上注视对方，表示尊重、敬仰、期待，一般适用于晚辈与尊长的交流。

4. 俯视

注视他人时，需要低头向下俯瞰对方，一般适用于身居高处之时，对晚辈表示宽容、怜爱，也可表示轻蔑、歧视。在一般交际场合应避免使用俯视。护士为卧床患者进行护理操作时常用俯视，应配合温和的目光、亲切的微笑，使患者倍感关心、爱护。

（三）注视的部位

与他人交谈时，注视部位不同，能够说明双方关系不同，或者自己的态度不同。注视的常规部位有以下几个。

1. 注视对方双眼

注视对方双眼为关注型注视，表示自己聚精会神、全神贯注，重视对方，但是注视时间不要太久，以免尴尬。

2. 注视对方额头至双眼

注视对方额头至双眼为公务型注视，表示严肃、认真、公事公办，适用于正规的公务活动，护士在接待患者或与患者长时间交谈时，可以采用公务型注视。

3. 注视对方双眼至唇部

注视对方双眼至唇部为社交型注视，是社交场合面对交往对象时的常规方法，表示友好、亲切、信赖。

4. 注视对方眼部至胸部

注视对方眼部至胸部为亲密型注视，表示亲近、友善，多用于关系亲密的男女朋友之间。

5. 注视对方任意部位

注视对方任意部位为随意型注视，即对他人身上的某一部位随意瞥视，以表示注意，也可以表示敌意。

6. 注视对方局部

普通社交场合中，应避免长时间注视对方手、腿、胸部等部位。但护士在工作中，由于护理操作需要，如导尿、灌肠、静脉输液等，常常需要注视患者局部。需要注意的是，工作中要保护患者隐私，避免误会。

（四）注视的方式

1. 直视

直视即直接注视交往对象，表示认真、尊重，适用于各种情况。若直视他人双眼，称对视，表明自己大方坦诚，关注对方。

2. 凝视

凝视即全神贯注的注视，是直视的一种特殊情况，表示专注、恭敬。

3. 盯视

盯视即目不转睛，长时间凝视对方某一部位，表示出神或挑衅，一般不宜多用。

4. 虚视

虚视即目光不聚集于某处，眼神不集中，是相对凝视而言的一种直视，表示胆怯、疑虑、走神、疲乏或失意无聊。

5. 扫视

扫视即视线移来移去，上下左右反复打量，表示好奇、吃惊，不宜多用，尤其对异性应禁用。

6. 睨视

睨视即斜着眼睛注视，多表示怀疑、轻视，一般应忌用。

（五）眼神的变化

1. 眼皮的开合

眼睛周围的肌肉会随内心情绪的变化，进行不由自主的运动，使上下眼皮做不同程度、不同频率的开合，从而反映出内心情绪的变化。如瞪大双眼表示愤怒、惊愕；眯起双眼表示沉思或轻蔑。正常状态下，眼皮眨动频率是 5 ～ 8 次 / 分钟，眼皮眨动过快表示大脑活跃，眨动过慢表示轻蔑、厌恶等。

2. 瞳孔的变化

瞳孔的变化也会反映人的内心，如果突然变大，且炯炯有神时，其心情往往是惊奇的、喜悦的；如果突然变小且黯淡无光时，其心情往往是伤感的、缺乏兴致的。

3. 视线的交流

视线交流可以表示爱憎、威吓等。护士与患者交流时，应该因人、因事选择适当的视线交流。

4. 眼球的转动

当眼球反复不停地转动时，往往表示他在积极思考；如果悄然转到一方，往往是对别人有所暗示。

二、护士的面容表情

（一）面容表情的表达

面容表情能够真实反映个体的情绪与感受，影响着与别人沟通的状况。人的面部表情约有25万种，常见的面部表情包括：快乐时眼睛睁大，嘴张开，唇角向后，眉毛上扬；兴奋时眼睛睁大，嘴角微微向上，眉毛上扬；感兴趣时眼睛轻轻一瞥，嘴角向上，鼻孔正常开合，眉毛上扬；严肃时眉毛拉平，注视额头，嘴抿紧或微笑向下；微笑时，眉毛拉平，平视或视角向下，嘴唇闭拢；厌恶时眼睛稍微变小，伴有眼球转动，皱眉皱鼻，嘴角拉平或向下；悲哀时眼睛部分或全部闭拢，两眉靠紧，嘴角张开扭曲；愤怒时眼睛睁大，眉毛倒竖，嘴角向两侧拉开，下唇充满力量；恐怖时眼睛睁大，眉毛向上，鼻翼扩大，嘴张开。

护患沟通过程中，护士的面容表情能够显示个人情绪，善于运用和管理表情，可以传递同情、安慰、鼓励等信息，可以为患者营造良好的就医环境，塑造积极正面的护士形象，建立友好的护患关系。在护理工作中，护士应尽量去控制那些容易引起误解的表情，如厌恶、不喜欢、愤怒等；根据说话内容，通过突出面部的表现力来吸引患者；在工作中也应注意患者的表情，通过观察患者表情来收集信息，了解患者的真实感受。

（二）微笑

笑容是面部表情中最重要的一种，通常表现为脸上露出喜悦的表情，有时还会伴有口中发出欢喜声音。笑容令人感觉愉快，是人际交往的桥梁和润滑剂。护士每天面对在病痛中挣扎的患者，和充满担忧焦虑的家属，适时恰当的笑容是维持良好护患关系的基础。

1. 笑容的种类

（1）含笑：是最浅的笑，面含笑意，不出声、不露齿。表示接受对方、待人友善。

（2）微笑：比含笑程度深。其特点是面部已有明显变化，唇部向上移动呈弧形，牙齿可外露或不露。微笑往往表示友好，反映了个人的自得其乐、充实满足，体现了从容、自信、友善和真诚，表达了愉快、礼貌、鼓励和赞美。

（3）轻笑：笑的程度上较微笑深。其特点是嘴巴微微张开，上齿显露在外，仍然不发出声响，表示欣喜、愉快。多用于会见亲友、向熟人打招呼或遇上喜庆之事等。

（4）浅笑：是轻笑的一种特殊形式。与轻笑不同的是，浅笑表现为笑时捂嘴，下唇大多被含于牙齿之中。多见于年轻女性表示害羞之时。

（5）大笑：是一种较轻笑为深的笑。其特点是面容变化十分明显，嘴巴张大呈弧形，上、下齿均暴露在外，笑声不断，但肢体动作不多。多见于开心、尽情欢乐或万分高兴之时。

（6）狂笑：是一种最高、最深的笑。其特点是面部变化大，嘴巴张开，牙齿全部露出，上、下齿分开，笑声连绵不断，肢体动作很大，往往可出现笑得前仰后合、手舞足蹈、上气不接下气。多见于极度高兴、纵情大笑之时。

2. 微笑的作用

微笑表达了一种积极乐观的心态，不仅可以创造和谐气氛，还可以感染到他人，使其感到温暖、轻松、愉快

（1）改善护患关系：以微笑待人，能够反映自己内心的善意。护士在工作岗位上以诚恳的微笑面对患者，更容易获得患者的信任和配合，改善护患关系。

（2）树立良好形象：微笑是一种情绪体现，也说明个人充满自信、不卑不亢，适时适当地展现微笑，能够树立护士良好的个人形象。

（3）促进护患沟通：护士的微笑可以缩短护患间距离，缓解患者紧张、焦虑和不安的心情，使患者感受到被尊重、被理解，促进护患间沟通。

典型案例

> 一位独居的小姐听到敲门声后打开门，发现一个持刀的男人正恶狠狠地盯着自己。她灵机一动，微笑着说："朋友，你真会开玩笑！你是推销菜刀吧？我喜欢，我要一把……"边说边让男人进屋，接着说："你真像我过去认识的一位好心的邻居，看到你非常高兴，你要喝咖啡还是茶？"本来脸带杀气的歹徒慢慢变得腼腆起来。他有点结巴地说："谢谢，哦，谢谢！"
>
> 最后，她真的买下了那把明晃晃的菜刀。陌生男人拿着钱迟疑了一下。在转身离去的时候，他说："小姐，你将改变我的一生！"

3. 微笑的方法

微笑是面露喜悦之色，表情轻松愉快。额部肌肉收缩，使眉位提高，眉头舒展自然，眉毛略上扬弯曲成弯月形。双眼略睁大。两面颊上的笑肌进行收缩，并稍微提升拉高，使面部肌肤看上去出现笑意，唇形稍微弯曲，嘴角稍上提，唇闭合，可露齿或不露齿，并自觉地控制发声系统，不发出笑声。

4. 微笑的注意事项

（1）真诚自然：微笑应该体现内心深处的真、善、美，是内心活动的自然流露。护士应热爱护理专业，具有高度的职业感，在工作中展现"职业微笑"。护士真诚自然的微笑能够向患者传递积极的信息，帮助患者树立战胜疾病的信心。

（2）适时适度：笑容应该讲究适时、适度，注意微笑的场合。护理工作环境复杂，特殊场合如抢救病人、处理纠纷时，应做好表情控制，避免产生误会。笑容要适度，笑容过度会让人觉得轻浮，笑容过浅给人以皮笑肉不笑的感觉。

（3）微笑的禁忌：避免不真诚、不合适的笑容，如假笑、冷笑、怪笑、媚笑、窃笑、狞笑等，从而影响护患沟通，造成护患矛盾。

5. 微笑的练习

（1）做好心理准备：真诚自然的微笑应该发自内心，调整好心境，想象生活中的美好事物或愉快经历，心理上放松、自信。

（2）对镜练习法：整理好仪容、仪表，面对镜子，发出会心的微笑，并让笑容定格，欣赏最美的自己（图2-8）。

（3）咬筷练习法：牙齿咬住一根筷子微笑，此时露出的牙齿数量合适，嘴巴的弧度恰当，笑容自然得体。

（4）面对面练习法：两位同学为一组，相互对视，共同展示微笑，并及时总结，指出不足，反复练习。

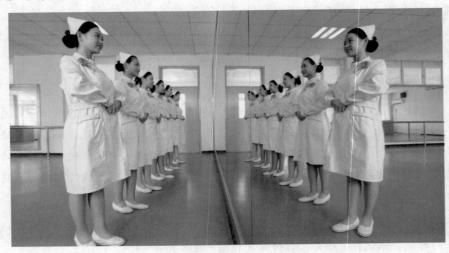

图 2-8　对镜练习法

考点提示

护患沟通中护士注视时间、角度、部位、方式的选择。微笑的注意事项。

直击护考

1. 你认为下列哪种脸型结构是标准脸型，无需作特别修饰（　　　）。

A. 椭圆形脸　　　B. 圆形脸　　　　　C. 长脸形　　　　D. 菱形脸

2. 如图所示，佩戴护士燕尾帽时，短发应不超过耳下（　　　）cm。

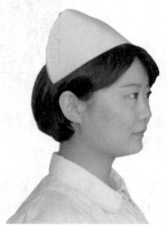

A.1cm　　　　　　B.3cm　　　　　　　　C.5cm　　　　　　　D.10cm

3. 戴燕尾帽时，燕尾帽轻巧扣在头顶，前后适宜，距前发际为（　　　）。

A.2～5cm　　　B.3～5cm　　　　　C.3～4cm　　　　D.4～5cm　　E.2～3cm

4. 佩戴燕尾帽正确的做法是（　　　）。

A. 长发可梳成马尾于脑后　　　　　B. 帽檐距前额发际4～6cm

C. 用白色发卡于帽后固定　　　　　D. 前额可留长刘海遮挡眉眼

5. 关于手臂的修饰，下面说法不正确的是（　　　）。

A. 以朴素庄重为美　　　　　　　　B. 指甲要经常修剪

C. 清洁指甲沟附近的皮肤　　　　　D. 当众修剪指甲

6. 在人际交往中，表示友好时注视对方的时间应该占全部时间的（　　　）。

A.1/2　　　　　　B.1/3　　　　　　C.1/4　　　　　　D.1/5

7. 在人际交往中，注视对方的时间不到相处时间的1/3，往往意味着对交往对象的（　　　）。

A. 重视　　　　　B. 友好　　　　　C. 敌视　　　　　D. 轻视

8. 注视对方的时间长短常常能表现出对对方的感受，当注视对方的时间占全部相处时间的2/3左右，你认为这是表示（　　　）。

A. 友好　　　　　B. 重视　　　　　C. 轻视　　　　　D. 兴趣

9. 关注型注视，其注视部位为（　　　）。

A. 双眼　　　　　B. 额头　　　　　C. 眼部到唇部　　　D. 眼部到胸部

10. 亲密型注视的注视范围是（　　　）。

A. 注视对方额头至双眼位置　　　　B. 注视对方双眼至唇部

C. 注视对方双眼至胸部　　　　　　D. 注视对方颈胸部

11. 请看化妆视频题视频，你认为视频中模特在化妆前后有什么样的改变呢？如果由你来担任化妆师，你认为会做出什么样的改进？

技能训练一

单元二答案

视频题

【内容】

护士化妆方法

【目标】

1. 技能目标　掌握护士化妆技巧，熟悉各种化妆品的使用方法。

2. 情感目标　培养正确的审美观。

【准备】

1. 化妆品　粉底、散粉、眉笔或眉粉、眼影、睫毛膏、眼线笔或眼线液、腮红、口红等。

2. 化妆工具　粉扑、眉刷、修眉刀、睫毛夹、眼影刷、腮红刷等。

3. 清洁护肤用品　洗面奶、化妆水、润肤霜等。

4. 其他辅助工具　化妆镜、化妆棉、棉签、毛巾等。

【训练方法】

1. 两人为一组，互相为对方化妆，或自己照化妆镜，完成化妆。

2. 化妆步骤如下：

（1）妆前准备：化妆前先清洗面部皮肤，再用化妆棉蘸取化妆水轻轻拍打脸、颈部，最后涂上润肤霜来滋润。

（2）涂粉底：选择合适的粉底液或粉底膏，拭擦时用点、按、压、拍的手法，沿着面部肌肉的生长纹理方向，由上向下，由内向外，均匀地涂在面部和颈部。然后定妆，在粉扑上蘸取适量的散粉，轻轻拍按面部，定妆散粉要薄而均匀。

（3）画眉：根据年龄、性别、脸型设计眉形。画眉时选择黑色或咖啡色眉笔或眉粉，沿着眉毛生长方向画。眉毛的弧形随眉骨的形状自然弯曲，眉峰处于眼球正视前方时中线稍后一点的位置，眉头的起始位置与内眼角对齐，眉尾终于鼻翼与眼角的连线处。眉峰应画得浓些，往眉尾渐淡。

（4）涂眼影：从睫毛根部开始描画眼影，靠近睫毛根处的眼影颜色最深，向上颜色渐淡，深色到浅色过渡自然，不要有明显的分界线，画出晕染效果。

（5）画眼线：选用软芯防水眼线笔，沿睫毛根部从外眼角或内眼角开始画。

（6）涂睫毛膏：先用睫毛夹，使睫毛上翘。上眼睑的睫毛用睫毛刷从跟部向睫毛梢纵向涂，下眼睑的睫毛要横向涂。注意避免涂成"苍蝇腿"，涂的时候不停地以Z字手法摆动。

（7）涂口红：先涂一层润唇膏，再根据自己的唇形及五官特征画唇线。唇线应整齐，上唇线从中间向两边画，下唇线则从嘴角向中间画，最后用唇膏或唇彩填满唇线轮廓。

（8）刷腮红：用腮红刷蘸取腮红抹于颧骨下方，并向耳朵上缘方向匀开。一般情况，腮红高不过外眼角，低不过嘴角，向内不过眼长的1/2垂直线。

【评价】

1. 妆面自然、干净、真实。
2. 化妆效果好，能够起到扬长避短的作用。
3. 化妆技巧熟练。

申洪娇

单元三
护士服饰礼仪 ————————————————————

学习目标

1. 理论目标

掌握着装的基本原则、配色法则、佩饰的使用规则；掌握护士的着装规范和佩饰要求；熟悉服装的三要素和功能；了解佩饰的种类、特点和护士服的演变。

2. 能力目标

具有合理选择和搭配服饰的能力；会正确穿着护士服。

3. 素质目标

通过对护士服饰礼仪的学习，提升自我审美感受和个人气质；形成良好的护士职业形象，体现对人的关心和尊重，提高护士的人文素质。

【知识导图】

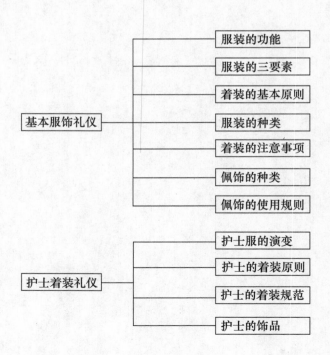

俗语说："人靠衣装，马靠鞍。"服饰，既是人类文明的标志，又是人类生活的要素，它除了满足人们物质生活需要，还代表着一定时期的文化。不同时代，不同国家、民族，都有各不相同的服饰，它反映了一个国家、一个民族的精神风貌和物质文明进步发展的程度，同时也反映了一个人的身份地位、气质修养、文化品位及审美情趣等。服饰作为一种礼仪符号或名片，使得人们在交往中相互尊重、友好相处。服饰包括服装和佩饰。

护士的服饰是护理职业的象征，代表着医院的形象和护理队伍的规范化管理程度。护士在工作中，应尽量以美好的服饰礼仪展现护士的外在美，以良好的服务体现护士的内在美，使患者在美的感受下能鼓起与疾病斗争的勇气，从而更好地配合治疗与护理，促使患者尽快地康复。

■ 任务一 基本服饰礼仪

服饰基本知识

一、服装礼仪

（一）服装的功能

服装是对人们所穿着的衣服的总称。常言道："人要衣装，佛要金装。"其含义说明服装对人的重要性。人的着装最直接、最明显地以静态语言的方式传达出一个人内在文化素质和审美情趣的高低与雅俗，以及其身份地位、经济实力等信息。在人际交往中，服装被视为人体的"第二肌肤"，有着广泛的实用性、装饰性以及角色和表达功能。

1. 实用功能

服装最早的功能是保护功能，其次是御寒和遮羞。无论服装如何发展和演变，御寒、遮羞和保护这些实用功能，都是服装最基本的功能。

2. 修饰功能

著名美学专家马克斯·德索在评价服装时认为，在气候和温度达不到必须穿衣服的时候，衣服就像装饰品那样被穿戴。即服装对人体具有极强的装饰、美化作用。在现代，由于服装制作技术和工艺的提高，服装织物色彩的增多，以及服装面料种类的不断开发，使人们能够充分利用服装达到美化人体的目的，如借直线条使人产生延伸感；借横线条使人产生扩张感；借紧束的衣着使身体的某些部位挺起和突出；借宽松的款式使身体的某些部位后收或不显；借深色产生收缩感；借浅色产生膨胀感；借皱褶产生收紧或丰满感；借单色产生拔高感；借杂色产生分散感等。总之，通过服装款式、色彩、工艺、质地、饰物的变化，使人产生一种视觉差，从而达到美化人体、强化美感和掩饰不足的美学效果。

3. 角色功能

随着社会的不断发展，服装在人们社会生活中的作用越来越大，它已成为区别人们职业、身份、地位的标志之一。由于社会生产和生活的需要，一些特殊行业和职业，常以特殊标记的服装标明着装人的社会角色，如军服、警服、飞行服等各类工作制服，以及与服装配套的各种徽、章、标记等。

4.表达功能

服装的款式、质地、颜色，在社会交往中常以静态无声的形式，表现出着装人的思想观念、经济状况、社会背景以及个性特征。在一般情况下，服装是人们思想观念的外化形式。思想观念的保守或开化、新潮或陈腐，都可以从服装的款式、色彩表现出来。另外，经济状况越好，服装的款式越考究，制作工艺越精湛，质地越高档。

此外，服装款式、色彩的不同搭配常常反映出着装人的不同情绪和情感。换言之，人们可以借助服装表达自己的不同情绪和情感。一般而言，情绪兴奋和情感美好时，服装的款式往往新颖，颜色也鲜亮；反之，则款式正规甚至古板，颜色暗淡。

课程思政

中国服饰的文化内涵

服饰作为一种文化形态，它既是物质文明的结晶，又具精神文明的含意，可以最大限度地诠释服饰与自然、服饰与社会、服饰与人的和谐、协调。通过学习服饰的功能，引导学生体会中国服饰文化的博大精深，教育学生要树立文化自信，通过服饰的正确搭配与穿戴，展示人的自信和对人尊重。

（二）服装的三要素

1.服装的色彩

色彩是服装留给人们印象最深的要素之一，在很大程度上是决定服装穿着成败的关键。在服装的三大要素中，色彩对他人的刺激最快、最强烈、最深刻，所以被称为"服装的第一可视物"。人们在穿着服装时，在色彩的选择上既要考虑自己的个性、爱好、季节，又要兼顾他人的观感和所处的场合。

【知识链接】◆……

四季色彩理论

四季色彩理论是当今国际时尚界十分热门的话题。颜色分为冷、暖两大色系，暖色系中又分为春、秋两组色调，冷色系中分为夏、冬两组色调。之所以把这四组色调用春、夏、秋、冬来命名，是因为它们的色彩特征与大自然中四季的色彩特征十分接近。比如，春天的这组色群仿佛春天的花园里桃红柳绿的景象，秋天的这组色群就好像秋季的原野一片金黄的丰收景象，夏天的这组色群会让人联想到夏季的海边，水天一色的感觉，而冬天的这组色群则让人联想到白雪皑皑的冬季，翠绿的圣诞树挂满颜色鲜艳的小礼物的情景。

每个人的肤色、发色、瞳孔的颜色、嘴唇的颜色，甚至笑起来脸上的红晕都是不同的，这些与生俱来的色彩特征，就是每个人的色彩属性，因此服装颜色、妆系的选择应与自己的色彩属性相接近。

（1）色彩感的特征

①色彩的冷暖：各类物体借助五彩缤纷的色彩给人一定的温度感觉，或温暖、或寒冷、或凉爽。红色、橙色、黄色，使人联想到阳光、烈火，给人以温暖、热烈、兴奋的感受，故称"暖色系"。春天色系和秋天色系的人特别适合穿暖色系的衣服，化暖色系的妆。蓝色、绿色、紫色，使人联想起高空的蓝天、阴影处的冰雪，与黑夜、寒冷相关，给人寒冷的感觉，称"冷色系"，冬天色系和夏天色系的人适合冷色系的颜色，化冷色系的妆。

②色彩的轻重：各种色彩给人的轻重感不同。从色彩得到的重量感，是质感与色感的复合感觉。两个体积、质量相等的物体，给人们视觉上的质量是不一样的。浅色密度小，有一种向外扩散的运动现象，给人质量轻的感觉；而深色密度大，给人一种内聚感，从而产生分量重的感觉。

③色彩的软硬：色彩的软硬度与色彩的明度和纯度有关。色彩的明度是指色彩的明亮程度，颜色越浅明度越高；色彩的纯度是指色彩的纯净程度，它表示颜色中所含有色成分的比例，含有色成分的比例越小，则色彩的纯度就越低。明度高、纯度低的色彩有柔软感，如粉色；明度低、纯度高的色彩有坚硬感，如黑色。

④色彩的膨缩：两个颜色不同（如一黑一白）而体积相等的物体，由于各自的表面色彩相异，能够赋予人不同的面积感觉，白色物体似乎较黑色物体面积大。这种因心理因素导致的物体表面面积大于实际面积的现象称"色彩的膨胀性"，反之称"色彩的收缩性"。色彩的胀缩与色调密切相关，暖色为膨胀色，冷色属收缩色。

（2）色彩的象征

白色：白色鲜明亮丽，给人圣洁、明快、无华的感觉，不产生压抑感，是纯洁、高尚、祥和、坦荡的象征。然而，如果医院里大面积使用白色，会给人以冰冷、苍白之感，缺少生机。

红色：红色容易使人兴奋，是产生快乐情绪的颜色，常使人联想到鲜血、生命、火焰等，是热情、欢乐、力量的象征，同时也暗示烦躁和激动，容易使人心跳加快、血压升高，而粉红色能使烦躁和不安的人安静下来。医院除节日、庆祝活动外，一般很少使用大红色做装饰。

蓝色：蓝色是宁静、柔和的颜色，使人联想到天空和海洋，象征宁静和深远，给人以严谨、权威、理性和传统之感。蓝色是医院应用较多的颜色，让人舒心和安静。

绿色：绿色是一种清爽、宁静的颜色，使人联想到青春、活力和朝气，象征自由、生命、希望、和平。淡绿色、墨绿色也是医院常用的颜色，有沉稳、镇静之感，有镇静、安宁、缓解疲劳的作用。

橙色：橙色是一种明快、富丽的颜色，能引起人们的兴奋和欲求，是活力和温暖的象征。

黑色：黑色是权威、神秘、高雅、沉稳、严肃的象征，黑色多数出现于庄严、肃穆的场合中。黑色是经典的底色之一，可与任何颜色搭配，营造不同的效果。

单独的一种颜色不能判断其漂亮与否，必须与周围的环境色彩进行比较，才能表达颜色的寓意。而服装的颜色，必须与着装人的肤色、体型、出现的环境相协调，才能营造出最佳效果。

（3）配色法则：色彩的搭配，要遵循美学规律，寻求最佳色彩组合，做到色调和谐、层次分明，在统一的基础上寻求变化，在变化中寻求平衡，讲究色彩搭配的艺术性。

①统一配色法（图3-1）：所谓统一配色，是指在同一色系中，明度接近的色彩搭配在一起，可以产生和谐、自然的色彩美。如白色的护士服配白色护士帽、裤子、鞋；浅灰色配深灰色；墨绿色与浅绿色的搭配等。这种配色方法适合工作场合或庄重的社交场合。

②点缀配色法（图3-2）：在统一配色时，为追求静中的变化，在服装的袖口、领边、口袋、腰间等局部采用不同的颜色进行点缀，达到画龙点睛的作用。如白色护士服配蓝色领结；白色连衣裙配黑色腰带等。

③对比配色法（图3-3）：运用冷暖、深浅、明暗两种特性相反的色彩进行配色的方法。这种配色方法使着装在色彩上形成鲜明的反差，静中有动，突出个性，跳跃感强，显示鲜明、活泼、明快的美感。如流行的黑白搭配装、经典的黑红搭配装等，这种配色方法适合各种场合。

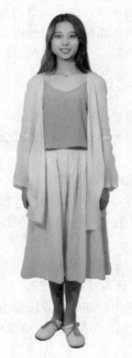 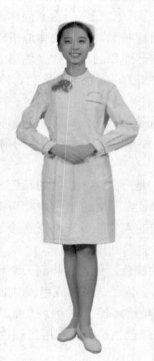 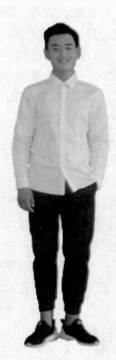

图3-1 统一配色法　　　　图3-2 点缀配色法　　　　图3-3 对比配色法

④呼应配色法（图3-4）：即在某些相关的部位可以采用同一种色彩，使其遥相呼应，产生美感。如男士的西装与皮鞋、女士的裙装与包的颜色一致，会产生协调的呼应美感。

⑤时尚配色法（图3-5）：在服装的配色上适当加入当前的流行颜色，会使服装更具时尚感。这种配色方法适合普通的社交场合和休闲场合。

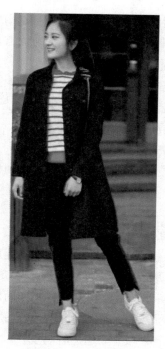

图 3-4 呼应配色法

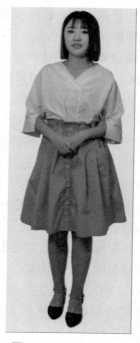

图 3-5 时尚配色法

【知识链接】◆⋮

着装的"三色原则"

国际经典商务礼仪规范中，着装的"三色原则"被经常强调。所谓"三色原则"，简单说来就是指男士在正式场合穿着西装时，其衬衣、领带、腰带、鞋袜、公文包等的颜色，一般应限制在三种之内，否则就会显得杂乱无章、不伦不类，有失庄重。

考点提示 ◆

服装色彩对人心理的影响和配色法则。

2. 服装的质地或面料

在服装的世界里，服装的面料五花八门、日新月异，优质、高档面料，大都具有穿着舒适、吸汗透气、悬垂挺括、视觉高贵、触觉柔美等特点，常见的服装面料的特性及其优缺点如下。

（1）棉布：是各类棉纺织品的总称。它多用来制作时装、休闲装、内衣衬衫。它的优点是轻松保暖、柔和贴身，吸湿性、透气性佳；缺点是易缩、易皱，外观上不挺括美观，在穿着时必须时常熨烫。

（2）麻布：是以大麻、亚麻、芝麻、黄麻、剑麻等各种麻类植物纤维制成的一种布料。一般被用来制作休闲装、工作装，目前也多以其制作普通的夏装。它的优点是吸湿、导热、透气性甚佳；缺点是穿着不甚舒适，外观较为粗糙、硬挺。

（3）丝绸：是以蚕丝为原料纺织而成的各种丝织物的统称。丝绸与棉布一样，它的品种很多、特性各异，可被用来制作各种服装，尤其适合用来制作女士服装。它的优点是轻薄、合身、柔软、滑爽、透气，色彩绚丽、富有光泽，高贵典雅、穿着舒适；缺点是易生皱褶、容易吸身、不够结实、褪色较快。

（4）呢绒：又叫毛料，它是各类毛、绒织物的泛称。它通常适用于制作礼服、西装、大衣等高档的服装。它的优点是防皱耐磨、手感柔软、高雅挺括、有弹性，保暖性强；缺点主要是洗涤较为困难，不适合制作夏装。

（5）皮革：是经过鞣制而成的动物毛皮面料，多用于制作时装、冬装。皮革可以分为两类：一是革皮，即经过去毛处理的皮革；二是裘皮，即处理过的连皮带毛的皮革。它的优点是轻盈保暖、雍容华贵；缺点是价格昂贵，贮存、护理方面要求较高，故不能普及。

（6）化纤：是化学纤维的简称，它是利用高分子化合物为原料制作而成的纤维织品，通常分为人工纤维与合成纤维两大类。它们的优点是色彩鲜艳、质地柔软、悬垂挺括、滑爽舒适；缺点是耐磨性、吸热性、吸湿性、透气性较差，遇热容易变形，容易产生静电。它虽可以用于制作各类服装，但总体档次不高，难登大雅之堂。

（7）混纺：是将天然纤维与化学纤维按照一定的比例混合纺织而成的织物，可用来制作各种服装。它的优点是既吸收了棉、麻、丝、毛与化纤各自的优点，又尽可能地避免了它们各自的缺点，而且价格上相对较为低廉。注意不能用高温熨烫和沸水浸泡。

3. 服装的款式

服装的款式，指的是它的种类、样式与造型。它不仅与着装者的性别、年龄、体型、职业、爱好有关，而且受制于文化、习俗、道德、宗教与流行趋势。在社交场合，选择服装时对款式方面的要求更高，这是因为在服装三要素中，有关款式方面的礼仪规范最详尽、最具体、最严格。根据礼仪规范选择服装的款式，最重要的是要使之合乎身份、维护形象，并且对交往对象不失敬意。

（三）着装基本原则

1. TPO 原则

TPO 原则是目前国际公认并通用的着装最基本原则。TPO 是英文 time、place、object 三个词首字母的缩写，其中 T 代表时代、季节、时间；P 代表地点、场合、环境；O 代表目的、对象。TPO 原则就是指一个人着装时应与具体的时间、所处的地点和要达到的目的协调一致。具体含义分述如下。

（1）T（时间）：既指出席或参加某一活动的具体时间，如某日某时，同时也指出席或参加某一活动的季节和时期。显而易见，在不同的时间里，着装的类别、样式、造型应有所变化，如冬天要穿保暖、御寒的冬装；夏天要穿透气、吸汗、凉爽的夏装。白天穿的衣服需要面对他人，应当合身、严谨；晚上穿的衣服不为外人所见，应当宽大、舒适、随意等。

（2）P（地点）：既指某个国家、地区或某一地点的地理位置，也指某个国家、地区或地点的国民性情。即在着装上是保守还是开放，如中西方以及经济发达和相对落后地区的民众着装习惯和风俗就不同。置身在室内或室外，驻足于闹市或乡村，停留在国内或国外，身处于单位或家中，在这些不同的地点，着装的款式理当有所不同，如穿泳装出现在海滨浴场，是人们司空见惯的，但若是穿着它去上班、逛街，则令人啼笑皆非。

（3）O（场合）：既指出席或参加某一活动的具体场合，也指出席者或参加者在某场合中所扮的角色，不同的场合，不同的角色，其着装应有所不同。人们在交际应酬中一般有三种场合，即公务、社交、休闲。公务、社交场合属于正式场合，总体要求是正规、讲究。休闲场合则属于非正式场合，总体要求是随意、舒适。

典型案例

　　某日，小张约几个外国朋友去打保龄球娱乐。为了不失礼节，小张一早就对着镜子，系领带，西装革履地打扮好，按时去赴约，到场馆后，发现外国朋友都是休闲装。当小张摆好姿势，用力把球投出去时，只听到"嚓"的一声，西装袖子后扯开了一个口子，小张的脸一下子红了……

　　请讨论小张穿着正装会朋友，为什么会这么尴尬呢？

2. 适应性原则

（1）与年龄相适应：着装要与年龄相适应，以体现各年龄阶段的特点。青少年的衣着应自然、质朴，款式和线条要简洁流畅，展现青少年的热情和单纯；青年人要穿得鲜艳、活泼，体现出青年人的自然、健康、朝气和蓬勃向上的青春之美；中年人的着装要体现出成熟、高雅、冷静的气质；老年人的着装则应体现出雍容华贵和成熟稳重的气质。

（2）与肤色相适应：人的肤色会因穿着服饰的色彩不同而产生不同的视觉效果。因此，在选择服饰的过程中，应根据肤色的不同来搭配色彩，从而使自己的肤色显得靓丽。中国人的肤色大致可分为白净、淡黄、浅褐、苍白、发红等几种，肤色白净者可穿各色服饰；肤色偏黑、偏红者，少穿深色服装；肤色发黄或苍白者，少穿浅色服装。

（3）与体型相适应：人的体型千差万别，并非都十全十美，要针对自己的体型特点，选择适宜的服装。服装的色彩、款式、面料的选择应与体型相协调，达到锦上添花、扬长避短的效果。

（4）与职业身份相适宜：不同的职业有不同的着装要求，着装应体现出自己的职业特点。服装的选择应与从事的职业、身份、角色形象相适宜，既不能不加修饰，也不能过分夸张，特别是在办公场合，应体现出职业装的实用性、象征性和审美性的特征。这不仅能表明公职人员的责任感和可靠性，而且能体现出对他人的尊重。

3. 整体性原则

着装应遵循整体性原则，各部分应互相呼应，整体应完美和谐。要达到整体的效果应注意两方面的问题：第一，要符合服装的礼仪规范，如穿西装时，应配以衬衣、领带和皮鞋；第二，服饰的各个部分应相协调，局部服从于整体，力求展现着装的整体美，如装饰物的色彩应同服装主色相近或与服装主色呈对比色，以取得和谐或呼应的效果。

4. 适度性原则

漂亮的单件服装、单件饰品都很美，多种单个漂亮的物件放在一起就不一定美观。合适的服装色彩、图案，通过恰当的配饰才能体现穿衣者的风格，所以要讲究适度搭配。着装的搭配应注意：①色彩适度：色彩搭配上遵守"三色原则"；②饰品适度：饰品数量要恰如其分、简繁相当，起到画龙点睛、锦上添花的装饰效果，更能体现个人风采和魅力；③款式适度：服装的选择一定与着装人的年龄、身份、地位、社交目的、场景相协调。

5. 技巧性原则

着装时应注意技巧，不同的服装有不同的搭配和约定俗成的穿法。无论采用何种搭配技巧，都应注意服装与佩饰相协调。着装时既要兼顾约定俗成的传统习惯，又要体现职业形象，穿着得体有品位，达到扬长避短的目的。着装搭配时应注意：①以职业形象为第一要素，气质和舒适为第二要素。②充分了解自己的体型、肤色，选择适合自己的服装色彩、款式、面料、图案等，利用着装的技巧，达到掩盖缺点，展现优点的目的。③注意协调搭配，利用恰当的佩饰来体现个人的穿着风格，达到美化的效果。

> **考点提示** ◆
>
> 着装基本原则，尤其是 TPO 原则。

（四）服装的种类

常见的服装按照使用的场合和风格可分为职业装、休闲装和礼服等。

1. 职业装

按照职业的要求，员工在工作时的着装称为职业装。包括制服或工装、适合办公室环境的着装。

制服或工装：这类服装的面料、色彩、款式统一，具有职业标志性，体现职业形象。如警察、护士等上班时的着装。

适合办公室环境的着装：这类服装风格严谨、色彩淡雅，体现职业人员的庄重规范、精明干练，给人以信赖感。如男士的西装、女士的裙装或裤装套装。

2. 休闲装

适合人们在闲暇时间或非正式场合的着装称为休闲装，如运动装、牛仔装、T恤衫等。面料以棉、麻、丝等天然织物为主，追求自然舒适，这类服装没有固定的样式，可最大限度展现个性和爱好，如果服装的款式、颜色与饰品能够和着装人的年龄、体型、身份相匹配的话，更能体现服装的无穷魅力和艺术性。

3. 礼服

适合于婚庆、访问、庆典等特殊场合穿着，以表达婚、丧、喜、庆等各种特殊的感情。礼服多采用高级细致的丝绒、丝绸、织锦等面料，呈现自然高雅的光泽和高贵的质感。如 2008 年奥运会颁奖时礼仪小姐的服装，体现了中国旗袍的魅力，同时具备中国元素与时尚元素。在西式礼服中，黑色是常用色，但东方人的黑头发、黑眼睛则会使黑色显得更暗淡、更沉重，所有东方人穿黑色礼服时，要搭配色彩醒目、华丽的配饰。

（五）着装的注意事项

服装是一种无声的语言，反映了着装人的身份、地位、修养、品位等社会性功能。因此，在各种场合，都应注意着装的相关礼仪，体现自尊和尊重他人，避免失礼。

1. 保持着装整洁

整洁反映个人的卫生状况和精神面貌。在任何情况下，人们的着装都应力求整洁，即整齐、干净、完好。尽量做到平整无皱、整洁完好、裤线挺直，无污渍、油迹及异味，切忌肮脏、残破和乱穿乱戴。当前流行的"乞丐装""毛边装""松糕鞋"等，不适合在正式场合中穿着。

2. 文明着装

着装要文明大方，符合社会的传统道德及文化习俗，以显示文明高雅的气质。

（1）忌穿裸露的服装：正式场合着装时，忌裸露胸部、腹部、腋下及大腿等部位。

（2）忌穿薄透的服装：如果着装过于薄透，内衣、内裤及身体的敏感部位似露非露，隐隐约约，"透视"在外，使人十分难堪。

（3）忌穿过紧、过短的服装：过紧易使内衣轮廓、赘肉显现，很不雅观，也不利于健康。在正式场合，背心、短裤、超短裙、低腰裤配短上衣等过短的着装，易出现"走光"现象。

（4）忌穿过于肥大的服装：过分肥大的衣服，会使人显得无精打采。

3. 着装应协调，避免着装的误区

常见着装误区如下：假日休闲时仍西装革履；新式西装与老式鞋或旅游鞋搭配；花上衣配花下装；体胖者穿横条、方格服装或超短裙；办公室里穿低胸装、无袖装；袜口与裙摆下缘之间裸露皮肤；穿着脱丝破洞的长筒袜等。很多情况下，人们是在不经意间步入这些误区的，所以这些着装的礼仪误区应加以注意并尽量避免。

典型案例 ◆

一写字间内，三男三女正忙于工作。甲男，西装配布鞋；乙男，花 T 恤；丙男，短裤；甲女，无袖低胸上衣；乙女，薄透衣装；丙女，紧身装。一西装革履男士敲门进入，环视之后，愕然，又退出门外，看写字间标牌，自言自语道："这是一家公司吗？"

请分析这家公司员工的着装有什么不妥，如果你是老板，如何规范员工的工作着装？

二、佩饰礼仪

饰物是指人们在着装的同时所选用、佩戴的装饰性物品，又称饰品，起着辅助、烘托、陪衬、美化的作用，饰物可以使用，也可以不使用。但从审美的角度来看，它与服装、化妆被列为人们用来装饰、美化自身的三大方法之一。在社交场合，饰物尤为引人注目，并发挥着一定的交际功能。这主要体现在两方面：第一，它是一种无声的语言，可借以表达使用者的知识、阅历、教养和审美品位；第二，它是一种有意的暗示，可借以了解佩戴者的地位、身份、财富和婚恋现状，饰物这种功能，是普通服装所难以替代的。但在现代社会，饰物的这种财富象征意义，已被饰物的装饰意义所取代，因而饰物的质地也已显得不那么重要，即人们佩戴饰物，主要是为装饰美化自己。因此，美观、实用、配套就成为人们选择饰物的基本指导思想，而且在经济条件有限的情况下，这种选择更能体现一个人的文化素养、审美情趣和生活格调。

1.佩饰的分类

佩饰按其用途分为实用性佩饰和装饰性佩饰，日常生活中所指的佩饰通常指装饰性佩饰。

（1）实用性佩饰：包括帽子、围巾、皮包、手表、鞋子等。日常生活中实用性饰品的选用须注意整体的协调性。

（2）装饰性佩饰：包括耳环、项链、胸针、戒指、手链、脚链等。

①耳环：耳环又称耳饰。一般为女性成对使用，不宜在一只耳朵上同时戴多只耳环。佩戴耳环，应兼顾脸型，尽量不要选择与脸型相似形状的耳环，以防止同型相斥，使脸型的不足被夸大。如脸型圆胖者，用长耳环较适宜，忌用大而圆的耳环；脸型较长者应选用大而宽的耳环，避免用长而下垂的耳环；肤色深者宜用浅色耳环，肤色浅者宜用深色耳环。如果没有特殊需要，不要同时佩戴链形耳环、项链和胸针，三种首饰集合在一起，显得过分张扬而凌乱。

②项链和挂件：项链是戴于脖颈上的环形首饰，男女均可使用，一般不应超过一条，但可将一条长项链折成数圈佩戴。项链的长短应与脖子的粗细成正比，颈细长者可选用短项链；颈粗短者可选用长项链。短项链长约40cm，适合于搭配低领上装；中长项链长约50cm，使用广泛；长项链长约70cm以上，适合女士在隆重的社交场合使用。

挂件又称项链坠，通常与项链配套使用，其形状、大小各异，常见的有心形、十字形、吉祥图案等。选择挂件，应考虑与项链是否搭配、协调一致，在正式场合不要选用过分怪异或令人误解的图形、文字的挂件，也不要同时挂两个或以上的挂件。

③胸针和领针：胸针和领针是别在胸前的饰物。胸针因其图案以花卉居多，故又称胸花，多为女士专用。胸针有鲜花和人造花两种，鲜花更显富贵和高雅。穿西装时，胸针应别在左侧领上。穿无领上衣时，胸针应别在左侧胸前。发型偏左时，胸针应当偏右，反之，发型偏右时，胸针应当偏左。别胸针的具体高度，一般在从上往下数的第一粒和第二粒纽扣之间。领针是专用于西装上的饰物，它是胸针的分支，男女均可使用。佩戴领针时，数量以一枚为限，不宜与胸针、奖章、纪念章和企业徽记等同时使用。在正式

场合，不能佩戴有广告作用的领针，也不要将其别在右侧衣领、书包、帽子、围巾等不恰当的位置上。

④戒指：戒指又叫指环，一般只戴一枚戒指，如果想多戴，最多戴两枚。戒指的不同戴法代表不同的含义：戴在食指上表示求婚或想结婚；戴在中指上表示正在恋爱；戴在无名指上表示已经结婚；戴在小指上则暗示自己是一位独身者；拇指通常不戴戒指。新娘戴薄纱手套时，可将戒指戴在薄纱外或内，而其余人应戴在手套内。选择戒指的粗细应与所戴手指的粗细一致，切勿乱戴戒指，宁缺毋滥。年轻人可选择小巧玲珑造型的戒指，而老年人可选择造型古朴庄重的戒指。

⑤手镯和手链：手镯是佩戴于手腕上的环状饰物。通过佩戴手镯，强调手腕与手臂的美丽，所以手腕与手臂不美的人应慎戴。手镯可戴一只，通常应戴于左手上，戴两只时，可一只手戴一只，男士一般不戴手镯。手链是一种佩戴在手腕的链状物，与手镯不同的是男女均可佩戴，且通常戴在左手上，手链与手镯一般不与手表同时戴于一只手上。

⑥脚链：脚链是佩戴于脚踝部位的链状饰物。脚链是当下新兴的一种饰物，多为年轻姑娘所喜爱，主要使用于非正式场合。佩戴脚链，意在强调脚腕、小腿等相关部位的长处，若此处无美可陈，或是缺点较大，则切勿使用。脚链一般只戴一条，戴在左右脚腕上均可。若戴脚链时穿丝袜，则应将脚链戴在袜子外面，以便使其更为醒目。

2.佩饰的使用规则

（1）数量规则：以少为佳，宁缺毋滥。同类饰品一般只要一件即可（耳环、手镯除外），同一时间内佩戴的饰品以三件为限，过多的饰品给人以炫耀、庸俗之感。

（2）质地规则：相同质地为佳。若同时佩戴两件或三件首饰，应使其质地相同为好，如镶嵌物、托架质地一致，则给人以协调感。

（3）色彩规则：戴首饰时，若同时佩戴两件或三件首饰，色彩上力求同色，避免色彩斑斓，使人眼花缭乱。镶嵌类饰品，其主色调应保持一致。

（4）身份规则：饰品一定要符合佩戴人的身份，与其性别、年龄、职业特征相一致。高档饰品，尤其是珠宝类饰品，多适合于隆重的社交场合、不适合工作和休闲场合。

（5）体型规则：佩戴首饰时，应充分正视自身的形体特征，使首饰的佩戴为自己扬长避短。如体型较胖的人避免球状饰品。

（6）季节规则：佩戴首饰时，所戴首饰要与季节相符合。金色、深色首饰适于冷季佩戴，银色、艳色首饰则适合暖季佩戴。

（7）搭配规则：佩戴首饰时，要尽力与服饰的质地、色彩、款式相搭配，使之在风格上相互协调。

（8）习俗规则：戴首饰时，要遵守习俗。不同的地区、不同的民族，佩戴首饰的习惯多有不同，对此要充分了解和尊重。

考点提示 ◆

饰品的佩戴禁忌和使用规则。

任务二 护士着装礼仪

护士着装礼仪

一、护士服的演变

护士服最早源于公元9世纪。当时,对修女已有"应穿统一服装,且应有面罩(后改为帽子)"之规定,护士的衣帽由修女的衣帽演变而来,具有"谦虚服务人类"的象征。真正的护士服始于19世纪中叶南丁格尔时代,南丁格尔设计的护士服因"清洁、整齐,便于清洗"而为世界各地所效仿,虽样式各有变化,却也大同小异。

20世纪初,护士服陆续在我国出现,当时因白色为国人所忌讳,护士服采用什么颜色曾引起了不少争议。有的地方规定,男性护士着蓝色长衫,女性护士着粉红色衣裙。那时国人流行发辫,女护士戴帽后,发辫置于帽外,发梢上系一根红头绳,倒也十分别致。

20世纪20年代后,随着陈规陋习的破除,护士帽和护士服被赋予崇高的意义,是护理工作者特有的职业象征,有健康、幸福之寓意;而且规定只有受过专门职业训练的护士才有资格穿护士服、戴护士帽,才有资格为患者做护理工作。中华护士会规定,护士除佩戴中华护士会特制的别针外一律不许佩戴首饰。

1928年,第九届全国护士代表大会时,毕业于北京协和医学院护士学校的林斯馨女士首先提出统一全国护士服装的建议,得到与会者的重视与响应,当即组成护士服装研究委员会,全国护士服装得到了统一。

1948年,中国护士学会规定,护士必须穿白色服装及戴白帽,男护生着蓝白两色服装。

1993年,卫生部设计出了73款护士职业服装,女性多为连衣裙款式,色彩仍以白色为主。随着社会的发展,以白色为主调的护士服,已经不能满足人们的视觉需要。各地医院的手术室、急诊科、儿科、产科等出现的不同色彩和款式的护士服,发挥了色彩的调节作用。同时典雅、文静、端庄的新款护士服也不断涌现,增加了几分时代的新气息。如手术室、ICU病房护士服一般都是绿色或蓝色的,可以减轻危重症患者的恐惧心理,同时也代表了生命力的强盛不衰;小儿科、产科的护士服为粉红色,是一种柔和的、象征着温暖、和谐的颜色,可以减轻孩子住院时的恐惧心理;传染科的护士服采用米黄色等。

> **课程思政**
>
> 护士服是护理职业的服饰标志,是医院信誉和护士形象的展示。患者就医不仅仅是想治好病,还希望在就医过程中获得美的心理需求,护士服颜色和款式的变化,正好符合大众的穿着习惯及审美情趣,达到"明礼致和,用礼致强"的教育效果。

二、护士着装的原则

1. 在工作岗位上应着护士服

护士服是专业的象征，体现护士群体的精神风貌。护理人员上班必须穿护士服并保持清洁、平整、无污渍、无血迹，衣扣要扣整齐，这是对护士穿着的基本要求。身穿醒目的护士服，是对服务对象的尊重，便于护理对象辨认，也代表着护理人员的尊严和责任。护士服有统一规范的样式，体现了护理人员严格的纪律和严谨的作风，是护士敬业、乐业精神在服装上的具体体现。

2. 穿着护士服时应佩戴工作牌

身着护士服应同时佩戴工作牌，表明自己的姓名、职称、职务。一方面促使护理人员更积极主动地为服务对象服务，严格约束自己的言行；另一方面方便患者辨认、咨询和监督。因此，每一位护理人员应自觉地把工作牌端正地佩戴在左胸上方。

3. 力求简约、端庄

护理人员在仪表修饰上切忌过分雕琢，而应力求简练、明快、朴素、典雅、端庄。护理人员不宜留长指甲，在工作中不宜戴墨镜、首饰，更不宜涂指甲油及喷洒气味浓烈的香水，以免对患者产生不良刺激。

典型案例 ◆

患者，女，50岁，公职人员，因感冒发热到医院就诊，门诊以"发热待查"收住入院，接待她的护士小张衣服不太干净，没有胸牌，头发凌乱没戴帽子，患者以护士穿着不标准为由，怀疑是实习护士，不接受小张的护理，要求更换护士。

请讨论：为什么患者不接受护士小张的护理？

三、护士的着装规范

1. 护士服

卫生部设计的护士服多数是连衣裙式，给人以纯洁、轻盈、活泼、勤快的感觉，以整齐洁净、大方适体和便于各项操作为原则。穿着时要求尺寸合身，以衣长刚好过膝、袖长刚好至腕部为宜，腰部用腰带调整，宽松适度。护士应用心爱护自己的职业装，以彰显优雅、大方的天使形象。

（1）护士服的种类：从使用范围来划分，护士服可分为普通护士服和特殊护士服。

普通护士服：适合于普通门诊、病房、社区，其款式有连衣裙式（图3-6）、上下衣裤的套装式护士服（图3-7）。

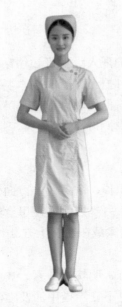

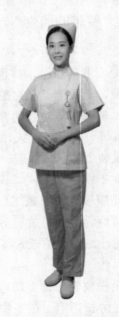

图 3-6　连衣裙式护士服　　　　　　图 3-7　上下衣裤的套装式护士服

特殊护士服：包括手术服、隔离服、防护服等。

①手术服：是手术室专用服装，含洗手衣裤、手术外衣（图 3-8）。洗手衣裤供术前手术人员手臂无菌准备时使用，上衣必须扎入裤内；手术外衣，是手术人员手术时必须使用的无菌手术衣，以保证无菌环境。

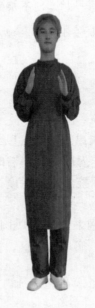

图 3-8　手术外衣

②隔离服：护理传染病患者时使用的服装，一般为中长款式、后背开口式的服装，穿脱时应遵循严格的操作流程（图 3-9）。

③防护服：为特殊的隔离服，多为衣帽连体式服装，主要用于护理特殊传染性疾病患者使用，如护理 SARS 患者，防止空气传播和接触性传播。

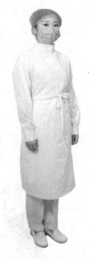

图 3-9　隔离服

（2）护士服的颜色：护士服以白色为主基调，也可根据不同服务对象选用不同的颜色，如绿色、淡蓝色、淡粉色、淡黄色等，因为不同色彩可以影响人的情绪、思维和行为，从而影响人的健康。目前，手术室的洗手衣多用淡蓝色，手术衣及急诊科服装为墨绿色，儿科和产科多用碎花浅粉色，除急诊科、手术室外，其他护士服的款式和颜色，各医院不尽相同，各具特色。

（3）护士服着装要求：护士在着装时应综合体现护士的职业美。服装要清洁、平整无油渍，衣领、腰带、袖口要服帖整齐；扣齐衣扣，不可用胶布或别针代替缺失的衣扣；里面衣服的衣领、袖口不外露；护士服松紧要适度，口袋里不宜装过多的东西；夏季女护士裙子的长度不能超过护士服，下肢应穿肉色连裤袜。

（4）着护士服的禁忌：要把护士的服装穿出风采，穿出个性，除注意上述原则和方法外，还必须注意以下细节。

忌不系扣：穿护士服应把衣扣全部扣上，且不要错位，缺失的扣子要及时补上。

忌乱穿袜：不要穿色彩艳丽的花袜，不穿有破洞或挑丝的丝袜。

忌穿高跟鞋：工作时应穿护士专用鞋，高跟皮鞋走路有响声，影响患者休息，也不利于个人健康。

忌随意改动：护士为单纯追求美观，随意改动工作服的款式、大小是不被允许的。

2. 护士帽

护士帽是护士职业的象征，有圆帽和燕尾帽两种。

（1）圆帽：为传统的护士帽。男护士以及手术室、隔离区等，须佩戴圆帽。戴圆帽时，应将全部的头发遮盖在帽内，周边不露头发，前缘平眉毛，后缘遮发迹，圆帽边缝放在后边正中。

（2）燕尾帽：护士的燕尾帽，造型优美，像白色的光环、圣洁而高雅。燕尾帽应平整无折，戴正戴稳。前缘距发际 4～5cm（图 3-10），发卡固定在后边内层，外观看不到发卡为好。佩燕尾帽时，对发型要求较高，短发时前不遮眉，后不及领（图 3-11），侧不掩耳（图 3-12）；中长的头发应扎起，在脑后盘整成发髻或用带发网的头花将长发罩住（图 3-13），发饰宜素雅端庄。切忌前额头发高于燕尾帽。

3. 护士的口罩

当前医院使用的口罩多为一次性的，佩戴时应完全遮住口鼻，高低和松紧要适度，一般口罩上沿处于鼻翼上 1 寸（1 寸 =3.33cm）为宜，不要过松或过紧，以吸气时使口罩内能形成适度负压为宜（图 3-14）。操作完毕，应洗手后，将口罩取下折叠好放在干净的口袋内，不宜挂在胸前，一次性口罩使用时间不超过 4 小时，用后及时处理。与患者交谈时，除非对方患有严重的传染性疾病，一般应摘下口罩，以免影响沟通效果。

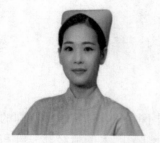
图 3-10　戴燕尾帽正面

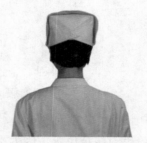
图 3-11　短发者戴燕尾帽的后面

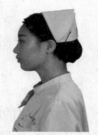
图 3-12　戴燕尾帽侧面

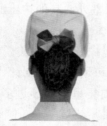
图 3-13　长发者戴燕尾帽后面

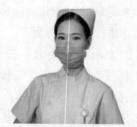
图 3-14　护士的口罩

【知识链接】◆

　　护士帽上的杠表示护士的级别，横杠是对职位的划分，斜杠是对职称的划分。一条横杠是护士长，两条横杠是科护士长，三条横杠是护理部主任；一条斜杠是护师，两条斜杠是主管护师，三条斜杠是副主任、主任护师。

4. 护士鞋袜

护士工作繁忙，工作时间内需要不断走动。为了不影响患者休息并减少护士的劳累程度，护士鞋应以软底、坡跟或平跟、防滑为宜，选择护士鞋时，应考虑到颜色与服装的协调和搭配，以白色、奶油色为主，结构简单实用，并保持清洁；护士的袜子应为肉色袜子，以便和服装相协调，切忌使用颜色反差较大的黑色或彩色袜子，袜口不能露于裙摆或裤脚的外面，当然无论男女护士，均不能赤脚穿鞋。

考点提示 ◆

护士服的着装原则和规范。

四、护士的饰品

护士工作时佩戴的饰品，应符合职业要求。护士在工作过程中不应佩戴耳环、胸针、戒指、手链、脚链等饰品，因其会影响护理操作的正常进行，同时也不利于对这些饰品的保护。

1. 护士的头花

长发的护士，上班时间应将长发盘起，也可以使用带发网的头花将头发网住（图3-15）。

2. 护士表

护士在工作中经常需要查看时间，所以有必要佩戴护士表（图3-16）。护士表以小巧别致、美观、方便为原则，目前大多数护士表适合佩戴在护士服的口袋边，既实用又有装饰作用。

3. 护士的领结

目前护士的服装从色彩到款式都有了很大的变化，已经突破了原来单一的颜色和款式，一些护士服上出现了领结，使护士服实用又时尚（图3-17）。

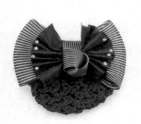　　　　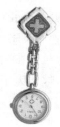　　　　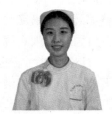

图 3-15　头花　　　　　图 3-16　护士表　　　　图 3-17　领结

4. 护士的项链

护士在工作场合一般不宜佩戴项链和挂件，若需佩戴，也只能戴于工作服以内，勿露于外。

直击护考

1.服装最基本的功能是（　　　）。

A. 保暖　　　　B. 装饰　　　　C. 角色　　　　D. 实用

2. 着装基本原则中的 TPO 原则不包括下面哪项（　　　）。

A. 时间　　　　　B. 地点　　　　　C. 目标　　　　　D. 场合

3. 穿着护士服时，着装要求下列哪种说法不正确（　　　）。

A. 护士服的样式以整洁美观为原则　　　B. 注意与其他服饰搭配协调

C. 领边和袖边可以超过护士服　　　　　D. 里面不应穿过于臃肿的衣服

4. 下列关于着装的适度性原则的描述中，叙述不正确的是（　　　）。

A. 一般服装的颜色搭配不超过四种颜色

B. 适当的款式应注重与周围环境的搭配

C. 装饰要有分寸，简繁得当

D. 首饰的佩戴以少为佳

5. 关于手术室合适佩戴圆帽说法中，不正确的是（　　　）。

A. 头发全部在帽子里面　　　　　B. 不露发际

C. 前面遮住眉毛　　　　　　　　D. 不戴头饰

6. 下面哪种颜色是最经典的底色之一，可以和任何颜色搭配（　　　）。

A. 绿色　　　　　B. 黄色　　　　　C. 红色　　　　　D. 黑色

7. 下列关于口罩佩戴，说法不正确的是（　　　）。

A. 松紧合适，遮住口鼻　　　　　B. 及时清洗消毒

C. 一次性的不可反复使用　　　　D. 必要时可以露出鼻孔

8. 燕尾帽上的发卡最好是什么颜色，别在（　　　）。

A. 白色，后面　　　　　　　　　B. 黑色，后面

C. 白色，前面　　　　　　　　　D. 黑色，前面

9. 下面对护士服穿着的叙述中，哪项不正确（　　　）。

A. 整体装束力求简洁端庄　　　　B. 注意与其他服饰的搭配协调

C. 应当同时佩戴胸牌　　　　　　D. 裙子下摆可以超出护士服下摆

10. 人们对服装色彩的需要把握，你认为下面哪种描述不正确（　　　）。

A. 人们一般讲究服装颜色上浅下深

B. 人们一般讲究服装颜色上深下浅

C. 体型胖的人应该搭配颜色具有收缩感的服装

D. 暖和的浅色可以使得人更加丰满

11. 浅灰色配深灰色属于那种配色方法（　　　）。

A. 统一法　　　B. 对比法　　　　　C. 点缀法　　　　D. 时尚法

12. 儿科护士的护士服常为粉色，这样做的目的是（　　　）。

A. 出于美观的考虑　　　　　　　B. 出于工作的需要

C. 考虑到儿童的心理特点　　　　D. 考虑到儿科护士的心理特点

13. 燕尾帽的佩戴应距离发际（　　　）。

A.1 ～ 2cm　　　B.2 ～ 3cm　　　　C.3 ～ 4cm　　　D.4 ～ 5cm

14. 女护士在工作中常常不能佩戴各种首饰，你认为下面哪种饰品可以佩戴（　　　）。

A. 戒指　　　　　B. 耳坠　　　　　　　C. 项链　　　　　D. 手链

15. 护士在工作过程中，常常佩戴胸表，下面哪个不是佩戴胸表的主要原因（　　　）。

A. 方便读取时间　　　　　　　　　B. 不易被污染

C. 保护自己　　　　　　　　　　　D. 美观的需要

16. 下面对护士鞋的描述中，不正确的是（　　　）。

A. 要求样式简洁　　　　　　　　　B. 以平跟和浅坡跟为宜

C. 注意是否防滑　　　　　　　　　D. 夏天可以光脚穿鞋

17. 图片中的护士服是哪个科室的标志（　　　）。

A. 急诊科　　　　　B. 内科　　　　　　C. 门诊　　　　　D. 手术室

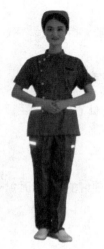

18. 看视频题视频回答问题，护士的燕尾帽是护理职业的象征，近年来，有的医院规定护士上班可以不戴燕尾帽即"脱帽上岗"，为什么？

付保芹

单元三答案

视频题

单元四
护士体态礼仪

学习目标

1. 理论目标

能说出护士基本体态礼仪、手姿、行礼的要求；了解护士基本体态礼仪、手姿、行礼的禁忌事项。

2. 能力目标

会根据情景正确运用护士基本体态礼仪、手姿或行礼；能判断护士体态礼仪、手姿、行礼是否符合规范。

3. 素质目标

通过护士体态礼仪，学生具有良好的职业行为，提升美学修养；并在此过程中体悟到匠人精神、树立创新意识。

【知识导图】

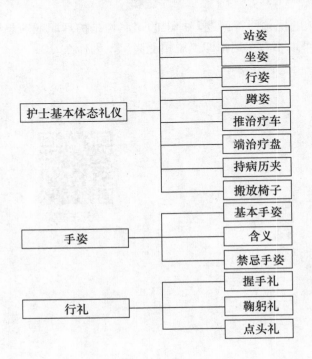

护士基本体态礼仪
- 站姿
- 坐姿
- 行姿
- 蹲姿
- 推治疗车
- 端治疗盘
- 持病历夹
- 搬放椅子

手姿
- 基本手姿
- 含义
- 禁忌手姿

行礼
- 握手礼
- 鞠躬礼
- 点头礼

体态，是人们在各类活动中表现出来的或肢体所呈现出的各种姿态。体态礼仪是人们在日常生活中举止方面应遵守的基本要求和规范，是人类的一种无声语言，也被称作体态语言。

　　优雅的体态既可以展现人类独有的形体之美，也可以给人留下深刻的印象。评价某人的体态是否优雅，实际上就是评价其行为举止是否符合礼仪要求。俗话说"站有站相，坐有坐相"，这就要求每个人要有意识地规范自己的举止，从最基本的站、坐、行、蹲、招手、点头、握手、鞠躬、合理避让等做起。一个人的体态是否得体，直接反映出人的内在素养，也影响着他人对自己的印象和评价。所以说，体态是一面折射镜，能使人既见其外又窥视其内。

■ 任务一　护士基本体态礼仪

护士基本体态礼仪
（一）

　　护理工作中的体态礼仪指的是以服务对象为中心所展开的一系列行为动作，其实质是规范护理人员在工作岗位上的行为姿态。护士在工作中的举止和常见体态礼仪包括站姿、行姿、坐姿、蹲姿、推治疗车、端治疗盘、持病历夹、搬放椅子等，体现着护士的基本职业素质。

　　在护理工作中，体态礼仪要遵守适度的原则，体现出文明、优雅、敬人的形象。文明，是指举止自然大方、高雅脱俗；优雅，是指举止美观、得体适度、不卑不亢；敬人，是指礼敬他人、礼让他人。

课程思政

用匠人精神打磨护士体态礼仪

　　匠人精神是"从业人员的一种价值取向与行为表现，与其人生观和价值观紧密相连，是从业过程中对职业的态度和精神理念。"站姿、坐姿、蹲姿、行姿、推治疗车、端治疗盘、持病历夹、搬放椅子这些看似简单的礼仪行为姿态，正是护理人员"以服务对象为中心"的价值观外化，既蕴含着护理美学理念，又传递着护士的职业态度和情感。因此护理人员要涵养匠人精神，怀匠心、铸匠魂、守匠情、践匠行，对每一个体态动作都精益求精，不断打磨护士体态礼仪，为服务对象提供高质量的护理服务和美学享受。

一、站姿

　　站姿也称站立、站相，是人在站立时所呈现的姿态，是一种静态的姿势，同时也是人的基本姿势。优美的站姿是培养其他动态美的基础，能充分展现出个人的自信。人们常说站有站相，形容女子的站姿美为"亭亭玉立"，男子的站姿美为"立如松"，可见正确的站姿的确可以给人留下端庄大方、精力充沛、蓬勃向上的美好印象。

（一）护士的站姿及要求

1. 一位站姿（基本站姿）

男女护士均可使用。要求：身体与地面垂直，重心放在两脚正中。上身挺直，头正颈直，双目平视，面带微笑，下颌微收，两肩平齐、外展，挺胸收腹，两臂自然下垂于身体两侧，掌心向内，两腿相靠站直，肌肉略有收缩感，双膝并拢，两脚跟相对，脚尖张开呈"V"型，中间约一拳距离（图4-1、图4-2）。

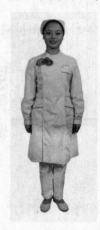

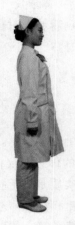

图4-1　一位站姿（正面）　　　　图4-2　一位站姿（侧面）

2. 二位站姿

适用于女护士。要求：在一位站姿基础上，双手交握放于小腹。双手手指自然并拢，右手轻握左手四指，左手指尖不能超出右手外侧缘，双手拇指自然弯曲向内（图4-3）。

3. 三位站姿

适用于女护士。要求：在二位站姿基础上，双手交握放于脐部（图4-4）。

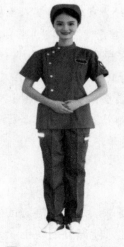

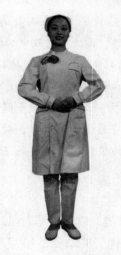

图4-3　二位站姿图　　　　　　图4-4　三位站姿

4. 四位站姿

适用于女护士。要求：在三位站姿基础上，双脚呈"丁"字站立，即一脚足跟后撤于另一脚足弓处，可以左脚在前，也可右脚在前（图4-5）。

5.五位站姿

适用于女护士。要求：在四位站姿基础上，双手交握放于小腹（图4-6）。

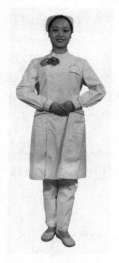

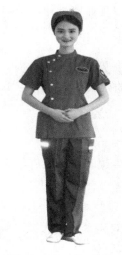

图4-5　四位站姿　　　　　　　图4-6　五位站姿

6.六位站姿

适用于男护士。要求：在一位站姿基础上，双脚平行分开不超过肩宽，右手轻握左手手腕，自然贴于腹前（图4-7）。

7.七位站姿

适用于男护士。要求：在一位站姿基础上，双脚平行分开不超过肩宽，右手轻握左手手腕，自然放于腰臀部（图4-8）。

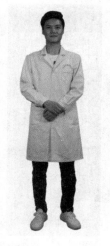

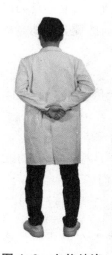

图4-7　六位站姿图　　　　　　图4-8　七位站姿

（二）站姿的要领

为了达到挺拔、舒展的站姿，护士应遵循站姿的要领：直、高、稳。

直：即身体与地面垂直，挺胸立腰、收腹夹腿。

高：即站立时身体尽量提高，有向上拔高的感觉。

稳：即站立时身体要平稳，身体的重心要落在两脚之间。

（三）站姿的效果

正确的站立姿势应挺直、舒展、线条优美、表情明朗、精神焕发。正面看应达到头正、肩平、身正的效果；侧面看应下颌微收、挺胸、收腹、直腿。

（四）禁忌站姿

1. 全身不够端正

如站立时，头颈不正、双肩不平、含胸驼背、弯腰挺腹、撅臀屈膝、双手环于胸前、双腿不停抖动。

2. 双腿叉开过大

在他人面前双腿叉开过大或双腿交叉，亦不美观，有失大雅。

3. 手脚随意乱动

如双脚乱点乱划、踢来踢去；用脚勾东西、蹭痒痒；脱下袜子"解放"脚；双手做小动作，如玩弄衣服、咬指甲等。

4. 表现随意自由

站立时全身松散，身体随意扶、拉、靠、趴等，显得无精打采、自由散漫。

（五）站姿的练习方法

1. 两人背靠背训练法

要求两人身高相仿，练习时枕部、肩胛骨、臀部、大腿、小腿、脚跟紧贴对方（图4-9）。

2. 顶书训练法

在头顶上放一本书，身体保持平衡（图4-10）。

3. 对镜训练法

面对镜子，检查自己的站姿及整体形象，发现问题及时纠正。

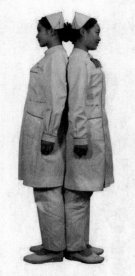 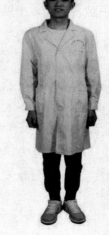

图4-9　背靠背训练法　　图4-10　顶书训练法

二、坐姿

坐姿是指人在就座时的姿势。古人常用"坐如钟"来形容坐姿的文雅、稳重。得体的坐姿不仅让人感觉舒适与友好，而且能展现自我良好的气质和文化涵养。

（一）护士的坐姿及要求

坐姿包括入座、坐定及离座三部分。

1. 入座

护士走到座位前面，背向椅子做好入座的准备；右脚后撤半步，用小腿感受椅子边缘，继而轻、稳坐下。一般坐椅面的 1/2～2/3。

2. 坐定

坐定后，护士上身挺直，头正颈直，目视前方，面带微笑，下颌微收，两肩平正放松，双手自然置于大腿或椅子扶手上，掌心向下，两脚平落地面，足尖向前，可根据场合采用不同的坐姿。

（1）正襟危坐式（基本坐姿）：上身与大腿、大腿与小腿呈 90°夹角，双手交握放于大腿上，双膝双脚完全并拢（图 4-11、图 4-12）。

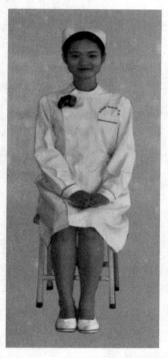
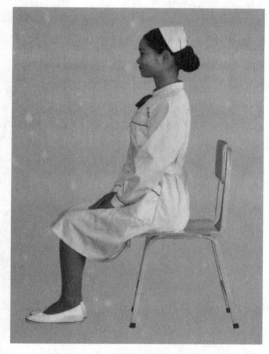

图 4-11　正襟危坐式（正面）　　　图 4-12　正襟危坐式（侧面）

（2）双腿斜放式：在基本坐姿基础上，双脚向左或向右斜放，使斜放后的腿部与地面呈 45°夹角（图 4-13）。

（3）前伸后屈式：在基本坐姿基础上，向前伸出一条腿，保持脚掌着地，屈后另一条腿，保持脚尖着地，双腿前后在一条直线上（图 4-14）。

（4）双腿交叉式：在基本坐姿基础上，双腿在膝部或踝部交叉，小腿自然放置。膝部交叉时，应注意将脚尖垂向地面（图 4-15、图 4-16）。

（5）双腿叠放式：在基本坐姿基础上，双腿一上一下交叠在一起，交叠后的两腿之间没有任何缝隙，双腿斜放与地面呈 45°夹角（图 4-17）。

（6）双脚打开式：适用于男护士，在基本坐姿基础上，双脚、双腿自然打开，不超过肩宽，双手自然放置于大腿上（图4-18）。

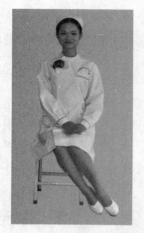
图4-13　双腿斜放式

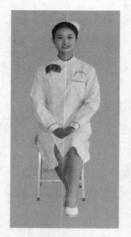
图4-14　前伸后屈式

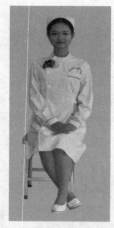
图4-15　双腿交叉式（踝部）

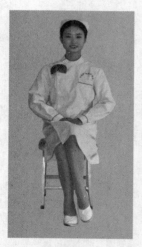
图4-16　双腿交叉式（膝部）

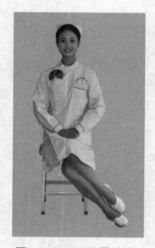
图4-17　双腿叠放式

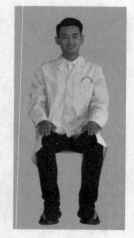
图4-18　双脚打开式

3. 离座

离座时，护士右脚后撤半步轻缓起立，避免使座椅发出响声。

（二）坐姿的要领

（1）整个坐姿过程中，应遵循轻、稳、定、缓的要领。

轻：入座、离座时动作要轻，避免使座椅发出声响。

稳：坐姿过程中随动作幅度调整重心，保持身体平稳。

定：坐定后，应当保持坐姿，双腿和双脚不宜频繁移动。

缓：离座时要先有示意，缓缓起身。

（2）坐定后，应注意角度、深浅和舒展。

角度：坐定后，上身挺直，下肢随具体坐姿进行变化。

深浅：坐定后臀部与椅面的接触面积一般不超过座位的 2/3。

舒展：坐定后，手、腿、脚根据场合尽量舒展。

（三）坐姿的效果

坐定后，无论从正面还是侧面，上身均应自然挺直，立腰、挺胸。

（四）坐姿的礼仪要求

1. 不可坐满

在正式场合或者是与上级谈话时，护士应坐椅子的 1/2 ～ 2/3，背部挺直，身体稍向前倾，表示尊重，一般不要坐满整张椅子。

2. 入座顺序

与他人一起入座，如果是同事、平辈人或亲朋好友，可与对方同时入座；如果是尊长，一定要先让对方入座，同时注意座位的尊卑，应主动将尊位让给客人。

3. 就座方位

无论是从正面、侧面还是椅子后面走向座位，都应遵循"左进左出"原则。

4. 落座无声

入座时，切勿争抢及喧哗。在坐姿的整个过程中，都不应发出异响，以免影响他人。

5. 友好示意

就座时，如果身边有熟悉的人，应主动跟对方打招呼；如果不认识，也应该向其先点头示意。在公共场合，要想坐到他人身边，须先征得对方同意。

（五）禁忌坐姿

（1）落座后，头部左顾右盼、低头后仰、闭目养神、摇头晃脑。

（2）上身前倾后仰，歪向一侧或左右摇晃。

（3）双手乱碰乱摸，双脚乱颤乱动。

（4）两腿分开过大、两腿伸直或骑坐在椅子上等。

三、行姿

行姿即行走的姿势，以站姿为基础，是护士在运动过程中呈现的姿态。正确而优雅的行姿给人一种干练愉悦的感受。护理人员工作时的行姿可以节省一定的体力，有利于更好地完成护理工作。

（一）护士的行姿及要求

护士在工作中的行姿要求：护士在站姿基础上，精神饱满，上身正直，双目平视，面带微笑，挺胸收腹，足尖向前，重心稍向前倾，双肩平稳，两臂自然摆动，前摆约35°，后摆约 15°。双脚呈直线行走，步幅均匀、适中。巡视病房或进行治疗时，应做到步履轻稳；在出现紧急情况时，应沉稳地加快步速，快步行走，表现出"急患者之所急"的工作作风，使工作紧张有序、忙而不乱，以增加患者的安全感（图 4-19、图 4-20）。

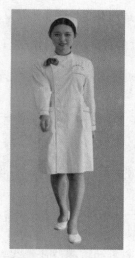

图 4-19 行姿（正面）

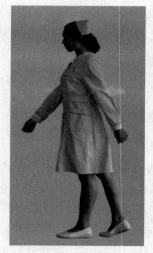

图 4-20 行姿（侧面）

（二）行姿的要领

轻：行走时抬脚、落脚要轻，尽量做到柔步无声、高度适宜。

直：行走时尽量一条直线，自始至终两脚交替踩在直线上。

匀：行走时步幅适中，前后两脚之间保持一定距离，有节奏感。

稳：行走过程中躯体与双下肢保持协调，落脚稳重。

（三）行姿的效果

正确的行姿要求身体上部平稳，双臂摆动与双腿的行走协调；行走时动作要平衡对称，做到轻而稳。

（四）行姿的礼仪要求

1. 注意场合

在不同场合，行姿的步态要有所区别：工作时，步幅不宜太大，但频率稍快，注意节力；散步时，轻而缓；参加婚礼、庆典时，宜欢快、轻松；参加丧礼时，宜沉重、缓慢。

2. 靠右行走

行走时尽量靠右行走，不要并排行走，以免挡住道路；上下楼梯时更要坚持"右上左下"的原则，不要停留在楼梯上休息或与人交谈；陪同引导服务对象时应走在服务对象的左侧，服务人员一般应在左前方约 1 米的位置。

3. 礼貌行走

陪同服务对象行走时，如服务对象不熟悉进行方向，一般不应请其先行，同时也不应让其走在外侧；行走时如与上级或就诊者相遇，要主动让路、点头示意；与上级、就诊者一同行至门前时，主动开门，让其先行；上楼梯时上级、就诊者在前，下楼梯时上级、就诊者在后；三人同行时，中间者为上宾，经过拐角、楼梯、道路坎坷或照明欠佳之处，要提醒对方留意。

四、蹲姿

蹲姿即下蹲时的姿势，是人处在静态的一种特殊情况，可用于拾取低处的物品。

护士基本体态礼仪
（二）

（一）护士的蹲姿及要求

1. 高低式蹲姿

高低式蹲姿护士在基本站姿基础上，保持左脚完全着地，小腿与地面垂直，右脚后撤半步，脚尖着地，脚跟提起；女护士双手或单手整理衣裙，挺胸收腹，调整重心，两腿靠紧，缓缓蹲下，双手自然放于高腿上；男护士挺胸收腹，调整重心，双手自然放于两腿上（图4-21）。

2. 交叉式蹲姿

交叉式蹲姿适用于女护士，要求：护士在基本站姿基础上，左脚完全着地，小腿与地面垂直，右脚退至左脚后，脚尖着地，脚跟提起，双腿交叉重叠，随后抚裙下蹲（图4-22）。

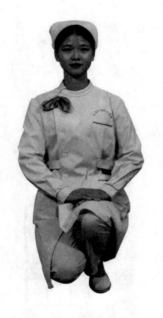

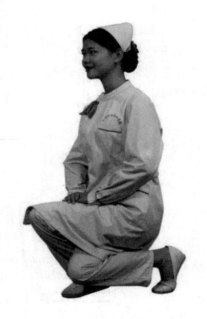

图 4-21　高低式蹲姿　　　　　　　　图 4-22　交叉式蹲姿

（二）蹲姿的效果

恰当的蹲姿，应姿势优美、文雅大方，给人以舒缓、得体、从容、稳重的感觉。

（三）蹲姿禁忌

（1）背对别人下蹲，臀部朝向他人或者是将臀部翘起。

（2）面对别人下蹲，易造成他人不便。

（3）两脚平行叉开，卫生间蹲姿。

五、推治疗车

（一）方法

护士推治疗车是在站姿和行姿的基础上进行的。具体方法为：护士立于车后，身体与治疗车保持一定距离，双手扶车缘扶手，双臂均匀用力，躯干略向前倾；抬头、挺胸、收腹，应注意保持车速适中，运行平稳、安全（图4-23、图4-24）。

（二）注意事项

1. 双手推车

推治疗车时应双手扶车把，避免单手拽车。

2. 平稳前进

推车行进中，要注意车内物品的稳定性，并注意观察周围的环境，不与他人或物品相撞，推车行进的步伐要轻、稳、有节奏感。

3. 礼让患者

推车时如迎面遇到患者，应先将车推向一侧，请患者先行。

4. 用手开门

进出病房时，先将车停稳，用手轻推开门后，方能推车入室。入室后，应先关上门，再推车至病床旁。

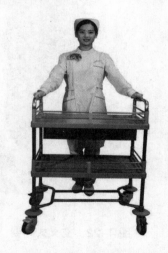
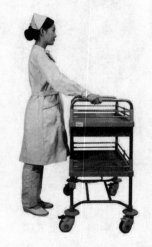

图4-23　推治疗车（正面）　　　　图4-24　推治疗车（侧面）

六、端治疗盘

（一）方法

护士在站姿或行姿基础上，大臂贴近身体，与小臂呈90°夹角；双手托治疗盘，拇指在盘边缘，其他四指自然分开托住盘底，盘内缘距离躯干3～5cm，端起、放下治疗盘或行走时动作要平稳（图 4-25、图 4-26）。

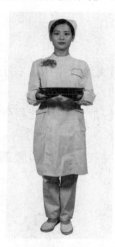

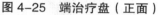

图 4-25　端治疗盘（正面）

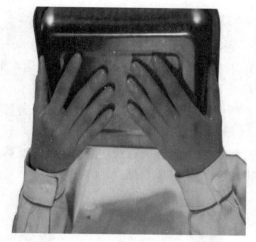

图 4-26　端治疗盘（盘底）

课程思政

创新是引领发展的第一动力

治疗盘是临床护士在进行静脉输液、注射给药、抽取血液标本等操作中必不可少的工具。传统治疗盘布局不合理且无医疗锐器放置点，增加了临床护理人员职业暴露的危险。针对上述问题，护理人员设计并制作了多种安全型治疗盘，优化了治疗盘布局，有效减少或避免了针刺伤的发生。

创新是引领发展的第一动力，护士应从细节入手，在临床实践中要善于发现问题，解决问题，继承和发扬创新精神。

（二）注意事项

1. 保持清洁

端治疗盘时双手不能触及盘的内缘，盘边缘不可触及护士服。

2. 保持平稳

端治疗盘时应注意保持治疗盘重心平稳，不可倾斜。

3. 礼让患者

护士在端治疗盘行走时如迎面遇到患者，应让患者先行。

4. 勿用脚踢门

端治疗盘时不能用脚踢门，可用肩部或肘部将门轻轻推开。

七、持病历夹

病历夹用以保存护理对象在住院期间的临床资料。护理工作中，对每一位护理对象都要建立完整的病历资料，以便随时查阅、讨论，因此，护士与病历夹接触最为密切，故而要掌握正确的持夹姿势。

（一）方法

1.行走时持病历夹的方法

（1）肩部自然放松，病历夹正面向内，用左手握住病历夹边缘中部，右手自然摆动（图4-27）。

（2）左手握住病历夹右缘中上1/3处，前缘略上抬，轻放在侧胸处稍外展，右手自然摆动（图4-28）。

（3）左手握住病历夹右缘中上1/3处，前缘略上抬，夹在肘关节与腰部之间，病历夹与侧胸呈锐角，右手自然摆动（图4-29）。

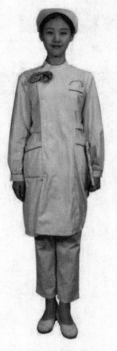 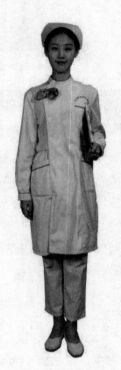 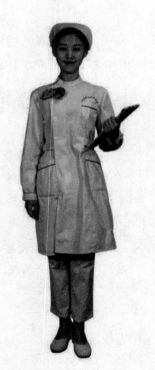

图4-27　持病历夹（1）　　图4-28　持病历夹（2）　　图4-29　持病历夹（3）

2.翻阅或书写病历时病历夹的拿法

翻阅病历夹时，将夹放于左前臂上，以右手拇指、食指从缺口处滑至边缘，向上轻轻翻开，随后进行阅读或书写（图4-30）。

（二）注意事项

（1）行走时持病历夹的手不能随意摆动，不能将病历夹甩来甩去。

（2）持病历夹时，不做与治疗无关的事情。

（3）在患者面前不要随意乱放病历夹。

（4）不能将病历夹正面朝下，否则病历资料容易掉出或丢失。

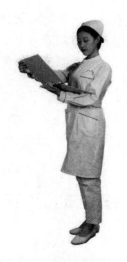

图 4-30　翻阅或书写病历夹

八、搬放椅子

（一）方法

护士在站姿或行姿基础上，侧立于椅子后面，双脚前后分开，双腿屈曲，一手将椅背夹于手臂与身体之间，握稳椅面，另一手自然扶持椅背上端。拿起或放下时要保持轻巧，避免发出响动（图4-31、图4-32）。

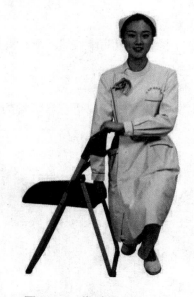

图 4-31　搬放椅子（正面）

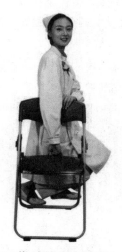

图 4-32　搬放椅子（侧面）

（二）注意事项

（1）搬放椅子时注意双脚分开，双膝适当弯曲，避免臀部过高。

（2）搬放时双手将椅子拿起，不可单手拿起或来回甩动，做到轻拿轻放。

（3）搬放椅子时椅子腿不要碰触到身体，避免弄脏衣服。

（4）操作完成后要放回原位或征求患者意见后放置。

> **考点提示** ◆
>
> 护士基本体态礼仪方法、原则。

▌任务二　手姿

手姿，又叫手势，是手及手臂所呈现的动作，也是人际交往中最具表现力的一种体态语言。手姿做的得体适度，会在交际中起到锦上添花的作用。

手姿和行礼

一、基本手姿

1. 垂放

垂放是最基本的手姿，双手自然下垂于身体两侧。

2. 背手

背手是双臂伸到背后，双手相握，同时昂首挺胸。

3. 持物

持物是指用手拿东西，既可用单手，也可用双手。持物时应动作自然，五指并拢，均匀用力，避免翘起无名指与小指（图4-33）。

4. 鼓掌

鼓掌是用以表示欢迎、祝贺、支持的一种手姿。方法是右掌心向下，有节奏的拍击左掌（图4-34）。

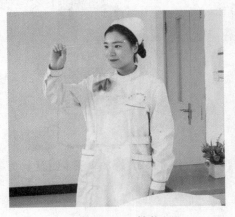
图4-33　持物

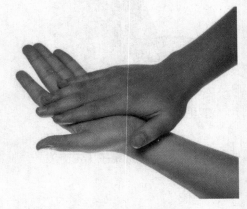
图4-34　鼓掌

5. 夸奖

夸奖主要用来表扬他人。方法是伸出右手，跷起拇指、指尖向上，指腹面向被称赞者，其余四指握拢（图4-35）。

6. 指示

指示是用来引导来宾、指示方向的手姿，具有很强的心理倾向性和表达力，可以展示一个护士的职业礼仪素养。方法是护士右手或左手抬至一定高度，五指并拢，以肘部为轴，掌心朝向目标方向（图4-36）。

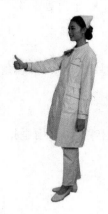

图4-35　夸奖

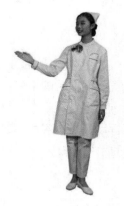

图4-36　指示

二、手姿的不同含义

1. 竖起大拇指

这个手势在许多国家非常普遍地被用来表示无声的支持和赞同，表示"称赞、夸奖、鼓励、了不起"。但是在希腊则有让对方"滚蛋"之意；澳大利亚和新西兰则把这种手势视为一种对他人人格的侮辱。

2. "V"形手势

食示指和中指分开呈"V"形，掌心向前。这一手势在欧美国家表示"胜利、成功"，在中国表示"二"。如果手背对着对方则表示"下贱、背叛"。

3. "OK"手势

拇指和食示指构成环形，其他三指伸直，在不同国家表示不同的意思。比如在美国及讲英语的其他国家表示"赞扬"和"允许"之意；在中国这一手势被用来表示"零"或说明"小"的意思；在法国，它的意思是"品质恶劣""微不足道"或"一钱不值"；在日本人眼里，代表"钞票""金钱"；在拉丁美洲的一些国家，表示"乱搞男女关系"；在希腊、意大利的撒丁岛，它是一种令人厌恶的污秽手势；在巴西，这一手势被认为是不文明的行为；在马耳他，它是一句无声而恶毒的骂人话。

4. 其他手势

手呈杯状，做饮水动作，表示"我渴了"；两手合掌，把头倚在一侧手背上，紧闭双眼，做入睡状，表示"我很疲惫"；用手拍拍胃部，表示"我吃饱了"；用手在胃部画圈表示"我饿了"等。

三、禁忌手姿

1.易于误解的手姿

易被他人误解的手姿有两种:一种是个人习惯,但不通用、不为他人所理解;二是文化背景不同,对不同手姿有不同的理解。

2.不卫生的手姿

在他人面前搔头皮、掏耳朵、擦眼睛分泌物、抠鼻孔、剔牙齿等手姿,都属于不卫生的手姿。

3.不稳重的手姿

在大庭广众之下,双手乱动、乱摸、乱举、乱放,或是咬指甲、折衣角、抬胳膊、抱大腿等,均属于不稳重的手姿。

4.失敬于人的手姿

掌心向下挥动手臂,勾动食指或除拇指外的其他四指招呼别人,用手指指点他人等,都是失敬于人的手姿。

任务三　行礼

行礼是交往双方会面时,为表达彼此间的敬意、关怀和问候的一种礼节。与人交往时,恰当地向对方行礼,将会使生涩的初次见面及随后的交往变得自然而顺利。

行礼有鞠躬礼、握手礼、点头礼、注目礼、脱帽礼、拱手礼、合十礼、拥抱礼、亲吻礼、吻手礼等。在护理工作过程中,最常用的是握手礼、鞠躬礼和点头礼。

一、握手礼

握手礼是最常使用的一种见面礼。握手是交际双方以身体接触来传递信息情感、联络沟通的礼貌举动,是一种触摸语言。握手虽然简单,但握手力量、姿势、时间、顺序等往往能够表达握手人对对方的不同礼遇和态度,也能通过握手来了解对方的个性,推测其心理活动,从而赢得交际的主动。

【知识链接】◆

用右手相握的握手礼源于欧洲。其起源有两种说法:一是远古人类在狩猎和战争时手上经常拿着石块或棍棒,遇见陌生人时,如果大家都无敌意,就要伸开手掌互相抚摸,以示没有武器;二是在中世纪欧洲战争期间,穿盔甲的骑士如果表示友好,就会脱去头盔和甲胄,伸出右手,互相握手言和。

（一）握手的一般规则

遵循国际上通用的"尊者优先"的基本原则：

（1）女士先伸手。

（2）长辈先伸手。

（3）上级先伸手。

（4）先到者先伸手。

（5）接待来访者时主人先伸手，客人告辞时客人先伸手。

应该特别强调的是，礼仪的核心内容之一就是律己敬人，上述握手的规则是用来律己，而不是处处苛求他人。当出现后者先伸手的情况时，最得体的做法是与之配合给予回应，而不是在对方伸出手后置之不理，使人进退两难，当众出丑。

（二）握手的基本顺序

在社会人际交往中，如果一个人需要跟许多人握手，那么最有礼貌、最符合礼节的握手顺序，也是遵循"尊者优先"的原则。在公务场合，握手的先后次序取决于职位和身份；而在社交和休闲场合，则主要取决于年龄、性别、婚否等因素。

（三）握手的常用姿势

握手时取何种姿势是社交场合必须注意的问题。最常用的是平等式握手，其姿势为伸出右手，手掌相握，态度不卑不亢（图4-37）。

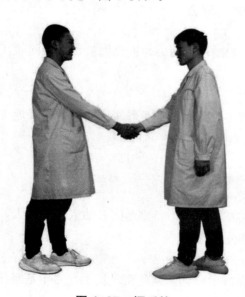

图 4-37　握手礼

（四）握手的力度和时间

从握手的力度和时间中，可以揣测出一个人的情绪和意向、感情的浓烈程度等。在社交场合，握手的力度和时间应符合礼仪要求。

1. 力度

如果表示友好，可稍许用力。若太轻，则有轻视敷衍之嫌，若太重，又会显得有较重的控制欲。在隆重场合或者面对关系亲密者，所用的力度还可稍许再大些，并上下轻摇几下或附带拥抱，但时间不宜过长。与异性及初次相识者握手时，用力不可过猛。

2. 时间

握手的时间长短以适中为好，普通关系在一般场合的交往中，握手的全部时间一般控制在 3 秒以内。太短显得敷衍了事，太久则在感情上显得过于亲密。

（五）握手的语言

握手是用肢体致意，同时也要配合口语问候。比如见面时："您好""欢迎您"；告别时："多谢""再见"；对上级："欢迎指导"等。问候要简洁有礼，可以适当寒暄，但不要说个不停。

（六）握手的其他注意事项

1. 人际距离

握手时彼此之间的最佳距离为 1 米左右，距离太近手臂难以伸直，太远显得一方有意在冷落另一方。

2. 右手握手

以右为尊是大多数人的习惯，一般应伸出右手相握，如果右手有特殊情况必须换左手，必须道歉声明，以免产生误会。

3. 站立握手

行握手礼时应站立，眼睛注视对方，面带微笑，开口问候，亲切自然，只有长辈可以坐着与人握手。

4. 平等握手

一般情况下应该脱掉手套握手，但身着军服的军人或者地位很高的女性可以戴手套与他人握手。

（七）握手的禁忌

1. 左手握手

用右手握手是约定俗成的礼仪，特别是阿拉伯人和印度人，左手被认为是"不洁之手"，如伸出左手，是十分失礼的。

2. 交叉握手

众人之间握手，遵循握手原则，避免交叉握手。对于基督信徒，两手交叉相握，类似十字，是很不吉利的。

3. 戴手套握手

戴手套握手是非常不礼貌的，与人握手前应脱下手套，但地位高的女士或女士穿礼服时佩戴手套与他人握手是可以的。

4.只握住对方指尖或递给对方指尖

只握住对方指尖或递给对方指尖这种象征性握手,给对方拒人于千里之外的感觉,是不礼貌的。

5.以不清洁的手与他人握手

与他人握手要保持清洁,如患有皮肤传染病时,不宜与他人握手。但要注意与他人握手后,不宜立即洗手。

6.面无表情、不置一词或点头哈腰、过分热情

不要在握手时面无表情不置一词,好像无视对方的存在,纯粹是为了应付;也不要在握手时长篇大论或点头哈腰、过分热情。

二、鞠躬礼

鞠躬礼起源于我国,是一种表示对对方恭敬、感谢致歉的常用方法。在国内多适用于下级对上级、晚辈对长辈,也适用于演讲之后以及演员谢幕、举行婚礼或参加追悼活动等。

行鞠躬礼时,行礼者在距受礼者2米左右,脱帽立正,脖子与背部挺直,双目凝视受礼者,然后身体向前倾斜15°左右,鞠躬时眼睛向下看。男士双手应贴放于身体两侧裤线处,女士双手交握,自然放在身前。下弯的幅度越大,表示对受礼者越敬重。鞠躬的次数,可视具体情况而定(图4-38)。

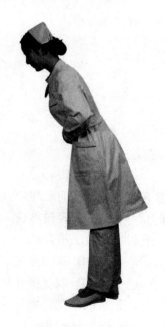

图4-38 鞠躬礼

诚心鞠躬的要点:

(1)表示问候:日常见面,面带微笑,行15°鞠躬礼,头和身体自然前倾,低头比抬头慢;

（2）表示感谢、迎送：行 30°鞠躬礼；

（3）表示非常感谢：行 45°鞠躬礼。鞠躬时低头的速度要慢，手放于腹部；

（4）特殊情况如悔过、谢罪、追悼会等：行 90°鞠躬礼。

典型案例 ◆

美国第 19 届总统亚伯拉罕·林肯有一次外出，路边有一个衣着烂衫的黑人老乞丐对其行鞠躬礼。林肯总统发现后，马上一丝不苟地脱帽对其回礼。随员对总统的举止表示不解"您是总统，有必要对乞丐还礼么？"林肯总统说："他虽是一个乞丐，我也不愿意他认为我是一个不懂礼貌的人。"因此行鞠躬礼时一定要尊重对方，平等待人。

三、点头礼

点头礼又叫颔首礼，与握手、鞠躬一样都是最普通的见面礼仪，表示对人的礼貌，通常用于比较随意的场合。它所适用的情况主要有：在不宜随意走动的场所；在同一场合碰上已多次见面者；同事熟人上下班路上。行点头礼时，一般应不戴帽子。

方法：头部向下轻轻一点，同时面带笑容，不宜反复点头不止，点头的幅度适度。

考点提示 ◆

握手礼、鞠躬礼、点头礼的方法及原则。

直击护考

1. 护士推治疗车时，重心应落在（　　）。

A. 下肢 　　　　B. 前臂 　　　　C. 脚 　　　　D. 手

2. 护士在工作中的行姿，用下列哪项形容词形容最合适（　　）。

A. 端庄优雅 　　B. 稳健有力 　　C. 轻盈敏捷 　　D. 风姿绰约

3. 护士站姿应自然、优雅，下列哪些做法不合适（　　）。

A. 双腿并拢 　　　　　　　　　　B. 双脚呈丁字形

C. 双手相握于腹部 　　　　　　　D. 双手插在口袋里

4. 坐姿端正，不仅给人以文雅、稳重的感觉，而且是自我气质的良好体现。图示坐姿不符合以下哪项要求（　　）。

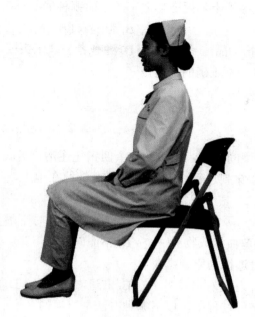

A. 头部端正，目视前方　　　　　　　B. 上身直立

C. 臀部坐椅面 2/3，不倚靠椅背　　　D. 小腿与地面垂直

5. 护士在拾物品时，为了达到节力美观，下列不正确的是（　　　）。

A. 屈膝蹲位　　　　　　　　　　　　B. 护士服下缘不可以接触地面

C. 双脚并拢　　　　　　　　　　　　D. 双脚前后分开

6. 基本站姿中有一个要领"挺"，对于做到"挺"的要求描述不正确的是（　　　）。

A. 头平　　　　　B. 颈直　　　　　　C. 肩夹　　　　　D. 背挺

7. 护士站立时，手的放置位置很重要，以下做法不正确的是（　　　）。

A. 双手相握于小腹　　　　　　　　　B. 双手相握于中腹

C. 双手分置于身体两侧　　　　　　　D. 双手叉腰

8. 坐姿中腿部不正确的动作是（　　　）。

A. 勾脚尖　　　　　　　　　　　　　B. 前伸后屈

C. 双脚并拢　　　　　　　　　　　　D. 双腿斜放与地面成 45°夹角

9. 在上下楼梯时，应坚持的原则是（　　　）。

A. 左上左下　　　　B. 左上右下　　　　C. 右上右下　　　　D. 右上左下

10. 护士在抢救患者时，应采取的行姿是（　　　）。

A. 小跑步　　　　　B. 快步走　　　　　C. 跑步　　　　　D. 慢步走

11. 以下表示友好的礼节是（　　　）。

A. 握手　　　　　　　　　　　　　　B. 挥手

C. "V"字型手势　　　　　　　　　　D. "OK"手势

12. 蹲姿是护理工作中护士常用姿势之一，下面哪种情况不应采取蹲姿（　　）。

A. 系鞋带　　　　　　　　　　B. 整理衣柜

C. 在患者正前方捡拾物品　　　　D. 为患者整理床头柜

13. 护士端治疗盘时，不正确的描述是（　　）。

A. 身体站立，挺腰收腹

B. 肘关节呈90°

C. 治疗盘紧贴身体

D. 拇指扶住治疗盘中间两侧，手掌和其余四指托住治疗盘底部

14. 护士小杨在静脉穿刺过程中，不慎将止血带掉在地上，在蹲下捡拾时不妥的是（　　）。

A. 双腿前后分开　　　　　　　　B. 不离人过近时下蹲

C. 抬起臀部，上身弯曲拾取物品　D. 不面向他人下蹲

15. 正式场合就座时遵循的原则是（　　）。

A. 左进左出　　B. 左进右出　　C. 右进右出　　D. 右进左出

16. 护士在持病历夹的过程中，以下哪种方法是错误的（　　）。

A. 左手持病历夹　　　　　　　　B. 双臂自然摆动

C. 病历夹使用后放置在病历车内　D. 持病历夹时，不做与治疗无关的事情

17. 请观看护士综合体态礼仪视频，设计并写出本组护士综合体态礼仪展示的表演方案。

技能训练二

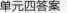

单元四答案

视频题

【内容】

护士基本体态礼仪——站姿、行姿、蹲姿

【目的】

1. 技能目标　　正确展示站姿、行姿、蹲姿，仪态端庄、美观、大方。

2. 情感目标　　小组成员相互配合融洽、认真，体现护士职业素质。

【准备】

1. 学生准备

（1）仪容、着装符合要求。

（2）课前认真复习站姿、行姿、蹲姿的知识要领，熟知演示要点。

（3）6～8人自由组合为一小组。

2. 环境准备

选择形体训练室或室外空旷的场地。

【方法】

1. 教师提出训练目标，演示站姿、行姿、蹲姿，讲解训练方法。

2. 分组训练，各组按要求训练每种体态，教师巡回指导。

3. 小组依次展示站姿、行姿、蹲姿并进行同学互评与教师点评。

【评价】

1. 站姿、行姿、蹲姿的动作标准、熟练。

2. 小组展示能够对站姿、行姿、蹲姿进行编排，具有美感和欣赏性。

3. 仪容、着装符合要求，自然大方，面带微笑。

技能训练三

【内容】

护士基本体态礼仪——搬放椅子及坐姿、推治疗车、端治疗盘、持病历夹

【目标】

1. 技能目标　正确展示搬放椅子及坐姿、推治疗车、端治疗盘、持病历夹。

2. 情感目标　小组成员相互配合融洽、认真，体现护士职业素质。

【准备】

1. 用物准备

椅子、治疗车、治疗盘、病历夹。

2. 学生准备

（1）仪容、着装符合要求。

（2）课前认真复习搬放椅子及坐姿、推治疗车、端治疗盘、持病历夹的知识要领，熟知演示要点。

（3）6～8人自由组合为一小组。

（4）准备好练习用的物品。

3. 环境准备

选择形体训练室或室外空旷的场地。

【方法】

1. 教师提出训练目标，演示搬放椅子及坐姿、推治疗车、端治疗盘、持病历夹，讲解动作要领。

2. 分组训练：各组按要求训练每种体态，教师巡回指导。

3. 小组依次展示搬放椅子及坐姿、推治疗车、端治疗盘、持病历夹并进行同学互评与教师点评。

【评价】

1. 搬放椅子及坐姿、推治疗车、端治疗盘、持病历夹的动作标准、熟练。

2.小组展示能够对搬放椅子及坐姿、推治疗车、端治疗盘、持病历夹进行编排，具有美感和欣赏性。

3.仪容、着装符合要求，自然大方，面带微笑。

技能训练四

【内容】

手姿及行礼——指示、握手礼、鞠躬礼、点头礼

【目标】

1.技能目标　正确展示指示、握手礼、鞠躬礼、点头礼。

2.情感目标　练习过程中严谨、务实，相互配合默契，养成良好的礼仪习惯。

【准备】

1.学生准备

（1）仪容、着装符合要求。

（2）课前认真复习指示、握手礼、鞠躬礼、点头礼的知识要领，熟知演示要点。

（3）每两名同学为一组，根据提供案例情景安排角色和内容。

2.环境准备

选择形体训练室或室外空旷的场地。

3.案例资料

情景一：在某医院门诊大厅，李护士是导诊护士，这时候一位患者向其询问如何到达心脏外科门诊。

情景二：护士小张取药过程中，遇到同科室护士，向其点头致意。

情景三：患者陈某今日出院，对护士小冯的精心护理握手表示感谢。

【方法】

1.教师演示指示、握手礼、鞠躬礼、点头礼，向学生讲解情景设置的具体要求与实践要点。

2.角色扮演，两名同学为一组互相进行角色扮演，教师巡回指导。

3.教师随机挑选小组演示并进行同学互评与教师点评。

【评价】

1.指示、握手礼、鞠躬礼、点头礼的动作标准、熟练。

2.小组展示能够对指示、握手礼、鞠躬礼、点头礼进行编排，具有美感和欣赏性。

3.仪容、着装符合要求，自然大方，面带微笑。

技能训练五

护士综合体态礼仪

【内容】

护士体态礼仪——综合体态礼仪展示

【目标】

1. 技能目标　正确展示护士体态礼仪，仪态端庄、美观、大方。

2. 情感目标　小组成员相互配合融洽，体现护士职业素质。

【准备】

1. 用物准备

治疗车、治疗盘、病历夹、椅子

2. 学生准备

（1）仪容、着装符合要求。

（2）课前认真复习护士体态礼仪知识要领。

（3）6～8人自由组合为一小组。

（4）准备好练习物品。

（5）准备好综合体态礼仪展示情景。

3. 环境准备

选择形体训练室或室外空旷的场地。

【方法】

1. 分组展示：各组按事先编排好的情景展示综合体态礼仪。

2. 进行小组互评与教师点评。

【评价】

1. 各项体态礼仪的动作标准、熟练。

2. 小组展示整齐、协调，具有美感和可欣赏性。

3. 仪容、着装符合要求，自然大方，面带微笑。

张　睿

单元五
护士言谈礼仪

学习目标

1. 理论目标

掌握护理工作中的护患交流技巧，熟悉护理工作中的情景语言。

2. 能力目标

具有规范、准确的语言表达能力；通过学习言谈礼仪技巧，提高学生的人际沟通能力。

3. 素质目标

养成良好的语言修养，掌握护士的言谈礼仪，树立为患者服务的意识。

【知识导图】

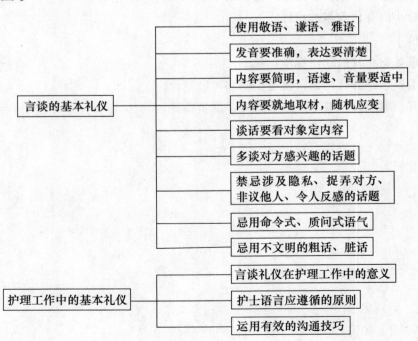

言谈是人类特有的交往工具，是人们之间传递信息、交流思想的桥梁和纽带，是信息的第一载体。语言又是一门艺术，俗话说："酒逢知己千杯少，话不投机半句多。"可见，语言优劣直接决定了言谈的最终效果，所以，无论在工作中还是生活中我们都要讲究语言的艺术性。言谈礼仪是人们在进行语言交谈、沟通中应具备的礼仪规范。其目的是沟通的主动方通过语言表达思想、交流感情、沟通心理、传达信息。

护士每天交流的对象来自不同的地域、有不同的社会背景、所患疾病轻重不同以及所带来的心理问题也不同，在交谈中要取得患者的信任和认可就更要讲究方式方法。而且，要获得有关病情的第一手资料就必须通过言谈交流来进行。因此，言谈礼仪就成了护理工作者应当掌握的最基本的工作技巧，它能有效地给予患者必要的帮助，以利于患者全面康复。同时，言谈也是个人知识、阅历、才智、教养和应变能力的综合体现。

■ 任务一　言谈的基本礼仪

言谈中的基本礼仪

语言是双方信息沟通的桥梁，是双方思想感情交流的渠道。语言在人际交往中占据着最基本、最重要的位置。语言作为一种表达方式，能随着时间、场合、对象的不同，表达出各种各样的信息和丰富多彩的思想感情。语言表达礼貌的关键在于尊重对方和自我谦让。要做到礼貌说话必须做到以下几点：

一、使用敬语、谦语、雅语

（一）敬语

敬语，亦称"敬辞"，它与"谦语"相对，是表示尊敬礼貌的词语，多使用敬语，可体现一个人的文化修养。

1. 敬语的运用场合

（1）较正规的社交场合；

（2）与师长或身份、地位较高的人交谈；

（3）与人初次打交道或会见不太熟悉的人；

（4）会议、谈判等公务场合。

2. 常用敬语

日常使用的"请"字，第二人称中的"您"字，代词"阁下""尊夫人""贵方"等。另外还有一些常用的词语用法，如初次见面称"久仰"，很久不见称"久违"，请人批评称"请教"，请人原谅称"包涵"，麻烦别人称"打扰"，托人办事称"拜托"，赞人见解称"高见"等。

（二）谦语

谦语亦称"谦辞"，是向人表示谦恭和自谦的一种词语。谦语最常见的用法是在别人面前谦称自己和自己的亲属。例如，称自己为"愚"、称自己的亲属为"家严、家慈、家兄、家嫂"等。自谦和敬人是一个不可分割的统一体。尽管日常生活中谦语使用不多，但其精神无处不在。只要在日常用语中表现出谦虚和恳切，就自然会受到人们的尊重。

（三）雅语

雅语是指一些比较文雅的词语。雅语常常在一些正规场合以及一些有长辈和女性在场的情况下，用来替代那些比较随便，甚至粗俗的话语。多使用雅语，能体现出一个人的文化素养以及尊重他人的个人素质。

比如在招待客人时，奉茶时可以说："请用茶！"若配有点心，还可以说："请用一些茶点！"用餐时，如果先于别人结束，可以对他人说："请慢用！"雅语的使用不是机械的、固定的。只要言谈举止彬彬有礼，就会给人们留下较深的印象。

二、表达要求

为让双方交流顺利进行，既要把口头语言表达得准确、恰当，又要注意谈话内容的简明扼要，在尽可能短的时间内传递最多的信息。

（一）发音要准确，表达要清楚

交谈的双方，如不是家人或同乡，应尽量使用标准的普通话，做到发音准确，表达清楚，不读错字音，不乱用词汇、成语，不夹带方言、土语，不学粤语、港腔，更不要为了炫耀自己而故意夹杂半通不通的洋语洋腔。

（二）内容要简明，语速、音量要适中

当代社会是一个快节奏的信息社会，时间就是生命，信息就是金钱，谁也无权去浪费别人的时间。因此，在交谈前要做好充分的准备。对自己想要表达的意思，事先进行缜密思考，力求用最简明的语言、最清晰的条理从容不迫地表达出来。语速太快，对方反应不过来；过慢，又易使对方听得不耐烦。至于音量也应依据当时谈话的环境进行控制，不宜太小，也不宜过大。太小，对方听得吃力；过大，又易干扰他人，形成噪音污染。

三、言谈的内容

（一）内容要就地取材，随机应变

社交场合或访友拜客，总要先寒暄几句。如果开门见山、单刀直入，会给人唐突感。一般说几句类似"今天天气如何"的话是可以的，但若不论时间、地点一味谈天气就太单调了。如何避免这一情况呢？我们不妨结合所处环境，就地取材引出适当的话题。比如，在朋友家，可赞美一下室内的陈设，谈谈墙上的画如何漂亮，家具如何高雅等，这样的开场白可以使气氛轻松自在。在说这类话的时候，要多用称赞的口吻和语言，不要用挑剔的口吻。如你和朋友在舞会相遇，可先谈一下厅里的装饰，等服务人员摆上啤酒时，就可以谈起某一次值得纪念的事，使交谈自然融洽地进行下去。

（二）谈话要看对象定内容

交谈不是一味地表现你自己的想法或见闻，而是一种双向交流。根据不同年龄、各

种职业、各种地位的人都有各自不同的兴趣爱好、生活习惯等，在交谈中要选择什么样的话题，用什么样的言语与口吻应有所不同，要做到因人而异，才不至于产生"层次差"。比如，不要和艺术家大谈金钱；不要和失恋的人大谈和异性朋友的甜蜜感情等。

（三）多谈对方感兴趣的话题

可以试着从对方的话语中找到他的兴趣所在，让他对自己感兴趣的话题发表看法。比如他的特长，他所喜爱的生活等。一般情况下，一个人感兴趣的话题，多是他知识储备中的精华部分。围绕这些话题交谈，不仅可以谈得很有兴趣而且谈话的内容也会比较充实。

四、几类禁忌的话题

（一）涉及隐私的话题

凡个人不愿向他人谈及的私事均属隐私，比如年龄、收入、婚恋、家庭、经历等，交谈时均不要提及。特别是对方有意回避时，就更不应追问。即使负有特殊使命的工作人员，也仅限于向对方了解职能范围之内的事，如医生向患者了解病情、公安人员向涉案人调查与案件相关的情况等。若超出正常职能范围，对方有权保持沉默。

（二）捉弄对方的话题

交谈的一方为达到某种不正当的目的，故意搬出某些话题来捉弄对方，使对方难堪。这种恶作剧式交谈的破坏性极大，表面看是刁难了对方，实则是个人教养低下的表现。

（三）非议他人的话题

双方交谈，尽量不要涉及他人，如若涉及，也要避开他人隐私，不致伤害他人的声誉，更不能无中生有、搬弄是非、挑拨离间、恶意中伤。这样的行为，不仅伤害了他人，更是在向对方表明"我是一个爱搬弄是非的小人"。

（四）令人反感的话题

每一个思想作风正派的人，对那些政治方向错误、有悖伦理道德、宣扬暴力和色情的话题都十分反感；唯独那些思想反动、道德败坏的人才会津津乐道。

五、几种禁忌的语气和语言

（一）忌用命令式、质问式语气

在交谈中毫无根由地命令对方、质问对方，易使对方产生一种被驱使、被训斥、被羞辱的感觉，是对对方的极大不尊重，从而导致双方情绪对立，使交谈陷入僵局。

（二）忌用不文明的粗话、脏话

在交谈中，使用不文明的粗话、脏话挖苦讥讽对方，与背后非议他人一样，伤害了他人，也说明自己是一个素质、修养水平低下的粗人。

【知识链接】◆ ⋮

中华礼仪你还会用吗？

头次见面用久仰，很久不见说久违。等待客人用恭候，迎接表歉用失迎。

请人批评说指教，求人原谅用包涵。别人离开用再见，请人不送用留步。

请人帮忙说劳驾，请给方便说借光。欢迎顾客称光顾，答人问候用托福。

麻烦别人说打扰，不知适宜用冒昧。问人年龄用贵庚，老人年龄用高寿。

求人解答用请问，请人指点用赐教。读人文章用拜读，请人改文用斧正。

赞人见解用高见，自身意见用拙见。对方字画为墨宝，招待不周说怠慢。

看望别人用拜访，宾客来到用光临。表演技能用献丑，别人赞扬说过奖。

陪伴朋友用奉陪，中途先走用失陪。向人祝贺道恭喜，答人道贺用同喜。

▍任务二　护理工作中的言谈礼仪

一、言谈礼仪在护理工作中的意义

护理工作的对象是一个有思想、有感情，且在身心方面遭受病痛折磨的特殊群体。现代医学护理模式要求护士对患者实施全方位的整体护理，即除了药物治疗护理外，还要求护士针对患者的不同心理特点，运用有效的言谈对其进行启发、开导，消除患者对疾病的恐惧心理，以发挥药物所不能及的作用，增强战胜疾病的信心。

护理工作中的言谈礼仪

这就要求每位护士必须不断提高言谈礼仪的修养，它的重要意义在于以下几个方面：

（一）提高护士言谈礼仪的修养，是开展整体护理的保证

整体护理是以现代护理观念为指导，以护理程序为核心，将临床护理和护理管理各个环节系统结合起来的一种护理模式。这种护理模式特别强调心理护理的重要性，所以对护士的言谈艺术提出了更高的要求。护士掌握了这种高超、娴熟的言谈艺术，就能迅速打开患者的心扉，及时掌握其身心状况的第一手资料，为进一步康复创造条件。

（二）提高护士言谈礼仪的修养，是维护护士美好形象的需要

言谈文明是塑造一个人整体优美形象的重要部分，护士尤其不能例外。一个语言文明、谈吐得体的护士，自然容易赢得患者的尊重与信赖；而一个语言粗俗、谈吐失当的护士，自然容易遭到患者的轻视、疏远甚至厌恶。护士的语言是否文明，不仅关系到自身的形象，也关系到护士整体队伍的形象。护士一向是人们心目中的白衣天使，而天使之所以受到人们的格外崇敬，不完全是因为她们善良的心灵、美丽的仪表，还包括她们文明、优雅的语言。

（三）提高护士言谈礼仪的修养，是保证治疗质量的需要

在医疗卫生队伍中，护士的人数最多，服务面最广，与患者的接触最为密切。护士言谈修养的高低，直接影响着护患关系，因而也直接影响着治疗质量。护士的言谈具有双重性，即既可治病，又可致病。当患者处于恐惧、忧郁状态时，护士给以耐心的开导、热情的关怀，可能胜过一剂良药；而护士如果言谈失当，则有可能使患者旧病未祛，又添新病。

为进一步说明医护人员的言谈具有"既可治病、又可致病"的双重作用，我们在这里引用两个真实但又十分极端的事例：

典型案例 ◆

案例一

20 世纪 30 年代，一位名叫范德思的美国人，于一天傍晚，在亚拉巴马州的一块墓地里遇到一名巫医。这名巫医从口袋里取出一个装有恶臭气体的瓶子在范德思面前晃了晃，然后告诉他，你不久就会身亡，绝无活命的可能。范德思相信了巫师的话，健康状况果然越来越糟，不得不住进医院。但医生动用了所有的诊疗手段也查不出他到底患了何种疾病，经反复询问，才从范德思妻子的口中得知他被巫师诅咒的真相。这位聪明的医生经过思考，想出了治疗范德思的方法。之后，他故作严肃地告诉范德思："那名巫师向我坦白啦，他把蜥蜴卵投进了你的胃里，一条小蜥蜴已在你的胃里孵化出来，并一天天长大，它将要把你的内脏一点点吃掉。现在我要把这条蜥蜴从你的胃里取出来。"说罢，他命令护士为范德思注射了一支催吐剂。不一会范德思就剧烈呕吐起来。混乱之中，他悄悄把一条事先放在布袋中的蜥蜴放进呕吐物中，而后带着胜利的微笑向范德思说："看，你吐出了什么？你的危险已完全解除，好好睡上一觉，就没事了！"果然，几天后范德思完全恢复了健康。此例充分表明，医生不用药、不手术，只凭几句话也能把病治好，前提是要让患者充分相信医生的话。

案例二

另一个极端事例的结局与上例完全相反：医护人员不负责任的话，何止可以让人致病，有时简直能让人送命。这个真实的故事发生在 20 世纪 70 年代，美国人山姆·苏曼被一名医生诊断为肝癌晚期；这名医生明确地告知苏曼："你的寿命只有几个月了。"苏曼对此话确信不疑。因此，他寝食不安，肝区疼痛一天天加剧。果不其然，他真的就在几个月后死了。然而尸检的结果让所有的人都大吃一惊，苏曼的肝上只有一个直径不足 1cm 的小肿瘤，远远不足以危及他的性命。所以他不是死于肝癌，而是死于自己"定要死于肝癌"的臆想。

二、护士语言应遵循的原则

（一）原则性与灵活性相统一

护士与患者交谈，要平等相待，要以维护患者利益为前提，讲求职业道德。护士有义务为患者保守秘密，对患者心存真诚之情，才能对患者平等相待，不以救世主的姿态出现，避免引起患者的不快和反感。此外，要根据沟通对象、情境的差异灵活运用，做到既有原则又让患者乐意接受。

（二）严肃性与亲切性相统一

护士与患者交谈时，应保持一定的严肃性，同时也要让患者感到温暖亲切。如为患者解除忧愁时，话题应从同情关怀的角度谈起，诱导患者将心中的愁闷说出，并给予启发、引导和鼓励。对一些言行不轨的患者，应严肃对待，加以劝阻，以保持护理工作的严肃性和护士自身的尊严。

（三）坦诚性与慎言性相统一

护士与患者之间相互尊重的前提是以诚相见，护士应对患者讲真话，信守诺言，才能得到患者的信任。但在护患交往中，护士不应事事都向患者坦言，特别是对诊疗上的一些问题，应谨慎从事，要以维护患者的利益为前提。

（四）科学性与通俗性相统一

护士与患者交谈要使用科学的语言，有理有据，真实可靠。对于涉及患者的诊断、治疗、病情和预后等方面的问题，护士必须使用科学严谨、有事实根据的语言，切不可随便乱说或不懂装懂。但还要注意语言的通俗性，使用易被患者理解的语言。

（五）针对性与广泛性相统一

护士应注意语言的针对性，使用适合具体患者的语言。沟通双方的对话要能顺利协调地进行，最好具备共同的知识背景，但在多数情况下，护士和患者并不具备共同的知识背景。因此，护士要了解患者的知识、家庭和民族背景，结合不同年龄、不同性别、不同文化和职业的患者，选用不同的谈话内容。但又应注意护士语言的广泛性，即护士语言的内容，交流方式适合于绝大部分患者，具有广泛的指导意义。

（六）法律性与人情性相统一

护士语言的法律性指护士语言应符合国家的法律、法规，护士应具有知法、懂法、守法、用法的法律观念和法律思想。语言是法律观念的最好的表达方式，当护士语言与法律条文相冲突时，应以法律规范为准绳，不能感情用事，在不违背法律的情况下，要照顾到患者的情绪。

> **考点提示** ◆
>
> 护士语言的统一原则。

三、运用有效的沟通技巧

护患之间交谈与一般社交场合中的交谈有所不同，交谈的技巧自然也应有所区别。护患之间，一方是服务者，一方是有病来医院求治的被服务对象。在这种特殊的交谈中，护士往往处于主导的地位，握有更多的主动权。因而，对护士交谈的技巧也有更高的需要。

（一）倾听

1. 倾听的含义

倾听不同于一般的听或听见。当人清醒时，外界各种各样的声音都会传入人的耳朵，如鸟鸣声、汽车声、音乐声等，这些声音虽然我们都听到了，但都不是入神的听。倾听即全神贯注地听，是指护士对患者发出的各种各样的信息进行整体接收、感知和理解的过程。护士在治疗性的沟通中首先要学会倾听。

2. 倾听的作用

（1）表达尊重：倾听是表达对他人的尊重，有助于改善人际关系。当护士全神贯注地倾听对方诉说时，实际上向患者传达了这样的信息：我很尊重您，也很注意您说的话，请您畅所欲言。患者在接收到这个信息后，便会毫无顾忌地说下去，从中还会获得解决问题的办法和信心。

（2）获取信息：倾听有助于更多地了解他人，增加沟通的有效性。护士在和患者及其家属进行治疗性沟通时，通过有效倾听，听其言、观其行，从中获得较全面的信息，有利于沟通的进一步展开。

（3）提供支持：倾听可以给患者提供心理支持，帮助其走出心理困境。患者生病住院，通常都会遭受不同程度的心理挫折和心理创伤，难以控制情绪，感到手足无措，有的几乎精神崩溃，需要他人的支持来渡过心理上的难关。护士通过倾听，支持和鼓励，使面临困境、产生心理问题的患者得到依赖、恢复自信，走出心理困境，积极配合治疗。

3. 倾听技巧

（1）创造倾听环境：在工作中，护士习惯单纯地向别人灌输自己的思想，而忽视沟通是双向的。现代心理学已证实，我们需要创设一个倾听环境，不断向患者发布"我愿意听"的信息。

①平等的环境：在沟通时，护士无论是坐着，还是站着，都要将自己的身体正面朝向对方，必要时身体可稍前倾，手势不要过多、动作不要过大，以免使患者产生畏惧或厌烦的心理。如可能的活，护士应在与患者保持合适距离后，坐下来与患者交谈，这样表示护士有足够的耐心来倾听诉说。

②安静的环境：护士要创造安静和私密的环境，尽量排除一些偶然因素的干扰，如接打手机或突然噪声的干扰。

除此之外，倾听一定要充分、有耐心，不要轻易打断别人，要适时适度地给患者发出反馈，可通过微微点头或轻声应答"嗯""对""哦"等，以显示自己的全神贯注和对对方的关切，以使对方能畅所欲言。

（2）注重回顾总结：护士在倾听患者说话时，需要用较短的时间在心里回顾患者的话并加以整理总结，删除那些不必要的细节，思维集中在患者所要表达的重要的想法上。

①回顾：用较短时间在心里回顾患者的话，找出话中的关键词，透过关键词分析出对方感兴趣的话题和想法。如果在后续谈话中护士酌情加入患者所说过的关键词，就会让患者感觉到你对他所说的话很感兴趣或很关心，这样会使沟通进一步展开。

②总结：通过对患者语言的回顾，总结出重点，可以帮助护士得出患者的真实想法。若这些想法和护士的观点不同，护士仍应尊重患者的想法，患者可以坚持自己的观点或想法。只有接纳对方，对方才会接纳你，沟通双方才能共同建立融洽的沟通关系。

（二）提问

护士在与患者沟通时，不仅要学会听，更要学会问，倾听和提问相辅相成、相得益彰。提问是收集信息和核对信息的重要方式，也是确保交谈围绕主题持续进行的基本方法。通过提问可以了解患者更多的、真实的心理情况，掌握更准确的患者资料信息。

1. 提问原则

（1）适时性原则：在交谈中，提出问题要适时。护患交谈一般都以提问作为开始，例如，"您吃了吗？""您今天感觉好些了吗？""天冷了，您怎么没多加件衣服？"等等，这些根据患者实际情况适时提出的问题，起到了启动交谈的作用。

在患者心情异常沮丧或焦虑不安时，护士既要保持足够的镇定，又要能够理解患者的感情以及引起悲痛的原因。这时可以用适时提问了解患者的真情实感，以帮助患者能正面确定自己的情感和思想，让患者从中感受到理解和同情，护患双方产生共鸣。

【情景1】

患者：我住院好几天了，钱也花了，检查也做了，但到现在你们医院也没对我的病情做出一个明确诊断，我这病你们到底能不能治？

护士：您看起来非常着急，也非常烦恼，是吗？

患者：可不是……（继续诉说）

以上护士的适时提问，把患者的着急、烦恼的情绪指出来，患者从中感受被理解，并受到鼓励继续倾诉，有效缓解了自己焦虑的心情。

护士适时地提问可以拉近和患者之间的心理距离，也可以帮助患者理清思绪，领悟自己的真实情感，使得护患交谈顺利进行。

（2）适量性原则："凡事预则立，不预则废"。在提问时，要做好充分准备，每次最好只提出一个问题，等到患者回答后，再提出第二个问题。如果一次就提出好几个问题要患者回答，就会使患者感到困惑，例如，"过几天您就要动手术了，您对手术有什么想法吗？您对这两天医院的伙食有什么意见吗？您对术后的恢复有什么看法？"护士一下提出几个问题，让患者不知到底回答哪个问题较好，甚至会导致心理紧张，产生压力，拒绝回答。所以提出的问题要适量，要精准简练。

（3）适度性原则：护士在提问前，对患者的情况应有一个准确的认知，认知患者的年龄、文化程度、性格。提出的问题难易适度，过浅的问题对人缺乏吸引力，过深的问题则会出现冷场，过大的问题让别人无从回答，过小的问题又抓不住重点。总之，提问的问题应与提问对象相匹配，以免谈话中断，达不到预设的目的。在提问时，要注意设置问题的梯度，一般要设计一系列的由浅入深、由易到难的问题坡度，这样才能把握提问分寸，使患者在回答问题时获取自信。

此外，每个人都有自己的隐私和忌讳，护士在提问时还要了解对方的一些禁忌，要注意观察，如发现患者不合作时，则需灵活改变话题。在提问中，涉及个人隐私的问题不可随意当众脱口而出，以免对方尴尬，难以回答。若在不知情的情况下提问了对方的禁忌，应道歉，请求谅解，并立刻转移话题。如果提问中涉及诊断和护理的正确与否等敏感问题时，护士不应避而不谈，要诚心作答，以获取患者的信任。

2. 提问方式

为确保提问的有效性，护士可根据具体情况采用以下提问方式：

（1）封闭式：封闭式提问又称限制性提问，一般都用在治疗性、指导性交谈中。封闭式提问是将患者的应答范围限定在特定范围之内的提问，患者回答问题时选择范围非常狭小，有时只需要回答"是"或"不是"、"有"或"没有"。封闭式提问和我们考试中的单项选择题相类似。

下面是一些封闭式提问的例子：

您早晨吃饭了吗？（回答"吃了"或"没吃"）

您家中有人患高血压吗？（回答"有"或"没有"）

您看了您的检查报告，是不是感到很担心？（回答"是"或"不是"）

您昨晚大概睡了几小时？（回答大概几小时）

封闭式提问一般用在护患交谈的起始期。它的优点是患者能直接坦率作答，交谈的进程较快，比较节省时间。其缺点是患者处于被动地位，回答比较单一，不能充分地表达自己的情感。

（2）开放式：开放式提问又称敞口式提问，即所问的问题的回答没有范围的限制，患者可根据自己的感受、观点自由回答，护士可以从中了解患者真实的想法和感受。

【情景2】

护士：张局长，您怎么不高兴了？

患者：唉！人老了没意思，我在退休前真的特别忙，每天要处理好多公务，还要接待和接见许多人，甚至晚上和周末都不能休息，我觉得自己是个不可缺少的人物！可现在，唉……

护士：张局长，您一辈子把所有的时间和精力都放在工作上了。您现在退休，这种赋闲的生活和以前有什么不同吗？

患者：我很不习惯这种无所事事的生活，以前，我时常抱怨自己工作太忙，但现在我真的很留恋那种日子。

以上的例子，护士在理解患者的基础上用了开放式提问，让患者说出自己目前不习惯这种"赋闲"生活的感受，以及退休后的"孤独"和"寂寞"的情感。

在治疗性沟通中运用开放式提问，不仅有利于患者开启心扉、发泄和表达被压抑的情感，还能使护士获得更多、更真实的资料，以便更好地帮助患者明白自己想要解决的问题。

（3）启发式：护患沟通中，护士要求患者说出某些关键性的细节时，患者说的不太清楚，也不具体。这时护理人员可以针对患者描述模糊的地方，通过启发式提问，使患者的思维变得清晰起来。

【情景3】

患者：我从去年到现在有过好几次头晕，很难受。

护士：您说有好几次头晕，能举个比较典型的例子，说明一下您头晕时的感受好吗？（启发）

患者：（略作思考、回忆）就说最近一次吧。开始时，我突然觉得天旋地转、恶心，手脚冰凉，我赶快躺在床上，不能睁眼，家人弄了碗糖水给我喝。大约过了十几分钟，眩晕的感觉减轻，最后完全消失，人也恢复正常，但出了身虚汗。

以上情景护士用启发式提问，帮助患者回忆发病时的情形，从中获得准确而具体的信息，弄清了问题的关键。

启发式提问有助于加强信息的准确度，不仅可以使护士更好地了解患者，还可以使患者更好地理解自己。

（4）追问式：在护患沟通中，常常出现护士提出问题，患者在回答时或不全面，或不得要领，这时需要护士用追问式提问的方法，从正反两方面多问几个"为什么"，刨根问底，求其所以然。追问式提问就是在患者陈述的基础上，用患者的原话或原意进行提问。例如："为什么说自己要死了？""为什么要把癌症和死亡联系在一起？"。

3. 提问技巧

在临床护理中，护理人员恰当地提出问题，能够促进、鼓励患者提供更多的信息，有助于和谐关系的建立。

（1）小事入手：在治疗性交谈开始时，患者可能比较紧张、拘谨，这时的谈话很容易出现冷场。为了缓解紧张气氛，使沟通顺畅进行，护士可从小事入手进行提问："您是哪个地方人？""您今天看起来气色真好！""听您家人说，您今天吃得不多？"等等。这些问题比较容易回答，能有效缓解患者紧张的心情。

（2）把握重点：在护患沟通中，提出问题是为了帮助患者更好地了解自己。那种大而泛之、前后不连贯的问题会让患者难以作答，而那些重点突出的问题，可以引导患者理清思路，准确作答。

【情景4】

一位手术后的女患者向护士诉苦。

患者：我婆婆平时不喜欢我，我丈夫也没办法。你看我住院这么长时间，我婆婆都没来看过我。

护士：（点头、倾听）

患者：我婆婆还过分地宠我的儿子。我儿子都上中学了，贪玩、不爱学习，还不能说，一说他，我婆婆就和我吵架，我爱人工作忙，也没时间管孩子。唉！你看我现在在医院，这个家都不知乱成什么样子了？

护士：这些事的确挺让您烦心的，但您能想想最让您担心的是哪件事吗？

患者：（略作思考）嗯，我还是最担心儿子的功课吧！

当患者陈述好几个让她困惑的问题时，护士抓住重点，发出提问，让患者弄清自己目前最主要、最关键的困惑是什么，然后帮助患者，集中精力解决最关键的问题。

（3）循序渐进：提问时，先问一些比较容易、有趣的问题，让人尝到一点解决问题的乐趣，然后逐步加大难度，提出问题要有渐进性。在治疗性沟通中要面对不同层次的患者设计不同问题，在问题设计时，要全面了解患者的情况，包括患者的既往病史及目前的症状和体征，还有精神、心理等各方面的情况。要做到层次分明，由小到大，由易到难，由感性到理性，由现象到本质。如由患者的现病史到既往病史，由既往病史到家族史，由工作职业到经济状况，由生活习惯到心理特点等，这样循序渐进地提问才能激发患者的兴趣，促进患者积极地去思考，去想象，增强患者回答问题的自信心，护士可以从中总结对护理诊断有价值的信息。

（4）用词恰当：在提问时，措辞要审慎。为了避免误解，仔细选词是非常重要的。

【情景5】

304病房10床患者张女士输液瓶的液体快滴完了，她的家属到护士站请护士更换输液瓶。护士小王因太忙，只听到304病房某某输液快输完了，但没听清楚是哪一床，于是匆匆忙忙来到该病房。

护士小王：谁快完了？（无人应声）

护士小王：（看到张女士的液体快输完了）哦，是你快完了，怎么不说话？

张女士：你这是什么话！大家都好好的，谁"快完了？"

护士小王：我说的是药液快输完了。

张女士：那你为什么不说清楚？

护士小王：（默默离去）

以上对话，护士由于在提问时用词不当，造成护患双方对信息理解的不一致，而这种理解上的分歧，常常导致误会产生。

（5）注重方法：培根曾经说过："谨慎的提问等于获得了一半的智慧。"虽然有效的提问对保持良性沟通具有诸多好处，但是如果在提问过程中不讲究方式和方法，那不仅达不到预期的目的，恐怕还会引起患者的反感，从而造成与患者关系的恶化，甚至破裂。

在与患者展开沟通的过程中，护士提出一个问题后，应礼貌耐心地倾听对方的回答，并注意察言观色，以便发现新的问题。当患者不恰当地改变交谈主题时，护士可用提问打断患者的谈话，如："我能说两句吗？""不好意思，能打断您一下吗？"等提问让谈话自然转入正题。

总之，提问是收集信息和核实信息的重要方式，也是确保交谈围绕主题持续进行的基本方法。

（三）共情

1. 共情的含义

共情是心理学家罗杰斯提出的，是心理咨询师在做心理治疗时常用的技术之一。共情也译作移情、同感、同理心、投情等，是指能设身处地地体验他人的处境，对他人的情感、情绪具备感受力和理解力。在与他人交流时，能进入对方的精神境界，感受对方的内心世界，能将心比心地去体验对方的感受，并对对方的感情做出恰当的反应。

缺乏共情能力是现实生活里许多人产生心理和情绪障碍的重要原因之一。从某种程度上说，共情能力越高，人的心理越健康。共情能力不仅可以帮助医护人员更好地理解患者，同时可以帮助患者正确确定自己的情感和思想，从而使医患关系顺利展开。目前，共情已由专业性的医患关系扩展到一切人与人之间的关系，使用共情有助于建立健康向上的人际关系。

2. 共情与同情的差异

（1）立场差异："同情"总是和"弱者"相连接。同情就是指站在自身的立场上对弱者表达关心，提供帮助的一种情感流露。当一个弱者得到他人的同情之后，就会产生这样的心理：我为什么是弱者？为什么把我当作弱者？我无能为力、力不从心。

共情不是同情，虽然共情里面有同情的成分，但不仅仅是同情。同情是一种怜悯，双方所处的位置不同，不能平等交换身份，同情不一定会有对对方感受的理解和体会。共情不但有同情，更有理解和认同，是设身处地站在对方的角度上去思考和体会对方的内心世界，理解和认同对方的内心感受。

（2）认知差异：同情是对对方表面情感的认知。共情不仅能准确感知对方的表面情感，还能真实认知他人内心的情感世界，进而领悟对方的潜在愿望，把对方的一些言外之意说出来，帮助对方正确地确定自己的思想和情感，与对方的真正想法产生共鸣。

【情景6】

张太太，30岁，会计，因车祸失去一条腿，入院治疗。丈夫是推销员，经常出差。儿子5岁，在上幼儿园，家中还有公公、婆婆，公公因脑出血长年瘫痪在床，婆婆气管炎发作尚在医院治疗。张太太清醒后，望着自己残疾的腿，想象自己家中的境况，痛哭流涕。

护士：张太太，您怎么了？这么伤心？能告诉我吗？我会尽力帮助您。

张太太：我这日子怎么过？婆婆生病住院，丈夫既要照顾婆婆又要照顾我，我那瘫痪在床的公公居然由我5岁的儿子照顾，我儿子真可怜！我现在又这样了，出院后这日子怎么过。（泣不成声）

护士A：唉，张太太，怎么所有的倒霉事您都碰上了！您儿子也真可怜，这么小没人照料，还要照顾别人。张太太，您又失去一条腿真可怜！我真同情您，但您应该保重身体，坚强些，太伤心对您的身体不好。（护士站在张太太身边，边说边用怜悯的眼神看着患者）

患者：要是你，你能不伤心吗？反正我也是废人了，不如死了算了。（张太太更加伤心）

护士B：（护士在患者身边的凳子上坐下，倾听患者倾诉，适时抚摸患者手臂）张太太，您真是太不幸了，我要是遇到您这种情况，我也会悲痛哭泣。您也不要太悲观，肇事司机会给您一定数额赔偿，您就可以装上义肢，仍旧可以像常人一样活动行走的。您的儿子真懂事，这么小就知道照顾老人，这都是您平时教育的结果，我真为您有这样的儿子感到骄傲。您丈夫可以向单位申请做内勤工作，您的一家老小，特别是您儿子都在盼您回家。

张太太：（渐渐停止哭泣）

在以上护患沟通中，护士A用了同情的情感，表达了自己的怜悯之情，而这种怜悯使得患者觉得不被理解，所以更加悲伤。护士B首先坐在患者身边，和患者保持平等距离，创设了一个良好的共情氛围，在患者的倾诉中护士认同患者的想法，以平等的心态来感受对方的想法，设身处地地站在患者的立场，寻求患者目前最希望得到什么样的帮助。当护士走入患者的内心世界后，紧接着用"对儿子的赞赏"来鼓励患者，又用"装义肢、换工作、获得赔偿"等实情，建议患者如何去克服眼前的困难，患者被这充满关爱的真情和解决问题的实意所打动，逐渐振奋起来。

综上，同情是一种情感，是指与他人的一些表面想法产生共鸣，而共情却是一种能力，是指人们通过表面的想法去探视他人真实的内心世界，并据此提出他人真正需要的一些建议。

3. 共情技巧

（1）思维同步：思维同步是指从他人的立场考虑问题，做到暂时忘我，从对方的思想、情感、立场、主张出发，理解对方的思维、想法，找到彼此的共同点，使得沟通更易进行。

（2）情感同步：情感同步是建立和谐人际关系的前提。在人际沟通中，情感上的彼此认同是一种可以直接表达思想的技巧，在情感上和他人保持认同感，我们的建议更容易被他人理解、接受，从而形成默契，达成行动同步。

在治疗性沟通中，护士如何动之以情、晓之以理，和患者情感上同步？这就要求护士在工作中经常自我检查：我是真正关心患者的健康吗？我是真诚帮助患者解决问题吗？我能真心实意地维护患者的权益吗？我把患者当作平等的一员加以尊重了吗？当检查后，护士确信自己已具备理解、尊重、真诚等情感时，便可运用共情能力。

（3）语言同步：语言是人类最重要的交际工具，是思维、情感的外化表现。在沟通中的一切技巧都离不开语言，在表达对他人的认可、接纳、理解时，不仅要思维同步，情感同步，更要语言同步。

在整体护理模式下，护士的共情是从接诊语言开始的。在门诊接诊时，护士应了解门诊患者的心理特征，对那些反复咨询的，特别是一些老年患者，应尽可能使用安慰和鼓励性的语言，不厌其烦地为他们解释，同时要注意自己的语气、语调和表情。在接诊时，切忌把患者的编号当姓名呼唤，例如，"20号，进来"。对于住院患者，护士更要了解他们极为复杂的心理活动。患者在入院之初，很多人都难以适应医院的陌生环境，护士应首先根据患者的健康资料给其一个得体称谓，然后做简单的自我介绍。在自我介绍时还应介绍一下同室的病友，使患者熟悉周围环境，减轻孤独感。在解释入院制度、辅助检查、检查结果时，护士尽量用简洁、通俗、易懂的语言。对一些重症、癌症患者反馈检查结果时则需更加慎重。

在治疗性沟通中，护士更要注重用同步适时的语言，帮助患者明确自己的问题，克服个人的身心障碍，如焦虑、悲伤等，对以往的经历产生新的认识，找出新的解决问题的方法，并以积极的态度和合适的方式对待困难。

课程思政

共情，护理工作的服务理念

共情，不仅是将心比心，设身处地地体验他人处境，感受和理解他人的情感，更要在理解对方后，给予相应的积极反馈。临床护理工作树立以病人为中心的服务理念，护理人员应牢记这一理念并成为一种自觉行为，真正做到想患者所想，急患者所急，变"要我服务"为"我要服务"，变"患者等我"为"我迎患者"。

（四）安慰

1. 安慰的含义

安慰就是安顿抚慰，是指交际对方在需要安抚时，交际方通过巧妙地劝慰，使对方心理舒适、宽慰，精神上的不满足得到补偿。心理学家说："安慰不同于治疗，治疗是使人改变，借改变来断其烦恼；而安慰则是肯定其苦，尽可能减轻其苦，但不能断其所苦。"

安慰的目的主要有两点：一是满足人们心理慰藉的需要。安慰本身就是传递关心，被安慰者得到心理的温情是一种心理需求，安慰时不能掺杂不必要的怜悯，否则会伤害被安慰者的自尊心。二是增加人们的自信心。人们在遭遇不幸或苦恼时，心情会变得焦虑、脆弱，甚至会失去对自己和对他人的信心。这时就需要我们用不同的方法去安慰他人，减轻其苦，提升战胜困难的能力，增加战胜困难的信心。

2. 安慰的类型

（1）现身安慰：在人际交往中，以自己的亲身体验去安慰别人，往往更有说服力，更便于交际双方的心理沟通。如安慰身患重病的患者时，如果安慰者自己或其亲朋好友患过此病且已痊愈，则可用该例证来安慰患者，不失为最有说服力和最有效的一种安慰。

（2）寻找参照："从众"是中国人的传统心理。寻找比当事人更不幸的参照，可以让当事人心理平衡。既然自己不是最不幸的，那么就不必过于痛苦了。或者让当事人意识到，在别人的痛苦面前，自己的痛苦算不了什么，别人都能挺过来，自己也应该坚强。

（3）分散注意力：有的人遇到挫折时，会采用压抑的方式，会把所有的不如意压抑在潜意识中，自己想办法消化。一个人长时间沉浸在低落、不愉快的情绪中，从心理健康角度来讲，是一种不健康的方式。要帮助他人摆脱这样一种消极情绪，最好的办法就是设法分散当事人的注意力，将当事人关注的重心转移到有益于当事人调整心态、摆脱苦恼的事物中去。

　　例如，在看望患者时，如果谈来谈去都是一个"病"字，只会给患者平添苦恼。应当用分散注意力安慰法，谈一些对方感兴趣的话题。比如对方是教授，你和他谈他的学生；对方是农民，你和他谈收成；对方是足球迷，你便同他聊世界杯的赛事。总之，尝试着适时分散患者注意力，让患者不再时刻纠结于疾病的苦恼，对恢复健康非常有利。

　　3. 安慰技巧

　　（1）聆听对方倾诉：在他人需要安慰时，应选择合适的时间、地点，制造机会让他倾诉。在他人倾诉过程中，聆听者要做到忘我，抛开自己的思想，用真诚的态度全身心聆听，这样才会使倾诉者对你产生信任，感受亲近。

　　（2）接纳对方的情感：安慰他人时最大的障碍，就是无法理解、体会或认同当事人的情感，对他人所讲的"苦"不以为然。安慰本身不是去帮助他人解决实际问题，只是接纳对方情感，尽可能帮助他人解决心理问题，从而解决实际问题。

　　（3）探索对方经历：由于生活体验、家庭背景、所受教育不同，形成每个人对苦恼的不同理解。因此，当试图去安慰一个人时，首先要理解他的苦恼，探索对方走过的路，了解其失败的经历，让他被听、被懂、被认可。

　　（4）运用积极的语言：生活中，总会发生一些不尽如人意的事。因此，安慰和被安慰都是必需的。怎样去除别人心里的悲伤和不快，使其恢复心态平衡，达到安慰的目的呢？有效的方法是使用积极的语言，帮助对方做理性的分析，弄清事情的是非曲直、利害得失，使其面对现实，走出阴影。

> **课程思政**
>
> 　　美国纽约东北部的撒拉纳克湖畔，镌刻着医生特鲁多的名言："有时，去治愈；常常，去帮助；总是，去安慰。"这段名言越过时空，流传在人间，至今仍熠熠闪光。安慰是一种人性的传递，是在平等基础上的情感表达。无论医学如何发达，生老病死是自然规律，医务人员并非万能，他们在全力以赴治病救人的同时，给予患者及时的帮助和温暖的安慰，往往一个微笑、一句温暖的语言、一个得体的抚摸都可以起到药物无法替代的作用，所以，护理人员应提高自身修养，不断完善自我，将美好的语言、得体的行为、精湛的技术为病人提供的人性化服务。

　　（五）鼓励

　　1. 鼓励的含义

　　"鼓励"一词来源于古人"鼓动"词义的演变。古人打仗时击鼓鸣音被称为"鼓动"。古人擂鼓的目的有三：一是用来指挥作战；二是用来振奋士气；三是用来震慑对方。后来，"鼓励"被引申为"激发、勉励，振作精神"。

在临床工作中，护士可以利用自己的语言，鼓励患者积极配合治疗，树立战胜疾病的信心。

2. 鼓励的类型

（1）适时鼓励：真诚、坦率、适时地鼓励能创造奇迹。例如，肿瘤患者在术前大多表现为焦虑、恐惧、孤独、抑郁。护士在术前沟通中，鼓励患者说出自己恐惧的原因，表达自己的感受，针对性地给以解释、安慰，再加以适时的鼓励，这样可以有效缓解患者焦虑的心情，增加生存的勇气。

当看到一位精神长期处于压抑状态的患者独居一处、沉默不语时，护士应主动走过去陪伴患者，并轻声告诉患者："我看到您一个人坐在这里很久了，好像心情很沉重的样子，您愿意告诉我您在想什么吗？"引导患者说出自己的内心感受，护士对这些感受加以接纳和确认，适时给予鼓励。这些鼓励会给予患者巨大的精神支援，使之振奋。

当脑血栓的患者做肢体功能练习，在他艰难地行走中，一定要适时地给予鼓励："好，真的很好，不要怕，再往前一步！"当一个孩子在打点滴时没像昨天那样大喊大叫，更要及时给予鼓励："小朋友，今天真勇敢！"这些恰到好处的鼓励，能起到药物不可比拟的作用。

护士在治疗性沟通中不仅要适时地给患者鼓励，也要及时给患者亲属以鼓励。因为，患者家属是患者家庭原有角色功能的替代者，是患者生活的照顾者和心理的支持者，是患者护理计划及实施的参与者。护士与患者亲属建立关系并进行适时有效的沟通，目的在于指导患者亲属很好地承担起自己的角色功能，有效地支持患者早日康复。

（2）目标鼓励：为患者树立一个目标，使他们在期望中得到某种满足，振奋精神。例如，在车祸中失去肢体的人、患有绝症的人、慢性病患者、正在分娩的产妇等，我们可以用："为了您的父母，您要坚强起来！""您的家人还在盼您回家，您一定要坚强地活下去！""您一定要有信心，您的学生还在等着您！""很好，用力，配合得很好，我已经看见了您宝宝的头发，只要再配合下，我们就胜利了。"等语言来鼓励他们，帮助他们战胜自我，激发他们坚强的信念。

3. 鼓励的技巧

鼓励也需要有一定的技巧，运用好这些技巧的前提是要有诚心，要有爱心。

（1）及时肯定他人：心理学家威·詹姆士说过，"人类本质中最殷切的要求是渴望被肯定。"每个人都需要从别人的肯定与鼓励中发现自我存在的价值，对攀登者的鼓励，能平添他的勇气；对失败者的鼓励，能激起他的刚强；对病痛者的鼓励，能使他重温人间温馨；对学生的鼓励，能充分地发挥其潜能。在现实生活中，一个常受到肯定的人，就会感到愉快和喜悦，自尊心和自信心也会随之增强。

在临床护理中，护士面对的患者是形形色色的，他们存在着文化差异、性格差异、年龄差异、性别差异等，因此，护士要善于肯定他们，哪怕是一件微小的事情，都要及时给予肯定和鼓励。"您很勇敢""您真细心""您做得很好""您就像这样坚持下去，效果会更好"这些肯定的语言，让患者在愉悦精神的同时，逐渐学会控制自己，约束自己，增加自身的价值感。

【情景7】

张大爷，68岁，今日行胆囊切除术，手术室护士小王到病房接张大爷。

护士小王：张大爷，您好！我是手术室护士小王，我来接您老人家去手术室。

张大爷：哦。

护士小王：张大爷，您昨晚睡得好吗？

张大爷：吃了一颗安定，还好。

护士小王：这就好。张大爷，这说明您心态非常好。

上述案例中，护士对患者的这种很好的配合及时给予肯定和鼓励，从中激发了患者的勇气。总之，在治疗性沟通中，护士对患者应多一点肯定，少一点埋怨；多一张笑脸，少一份冷漠；多些关怀，少一些疏远；将健康开朗带给每一位患者。

（2）运用多变语言：人人都需要鼓励，这是求上进，寻求理解的表现。但是鼓励应该有限度，无度的鼓励，让人感到虚假和迷茫。有时也需要对他人的语言、观点、行为进行否定，当要否定他人时，应学会运用多变的语言，先肯定，再否定，使人在变化的否定语言中得到鼓励。

在医院这个浓缩的小社会中，护士面对的是一个特殊的群体，如果每天使用一成不变的鼓励语言，一味肯定、不加分析、赞不绝口，会让患者感到乏味，丧失兴趣，降低辨别正误的能力。

【情景8】

一位即将分娩的孕妇，有了规律性的宫缩，宫口开大，进入待产室观察。

护士：您好！我叫小陈，是今天产房值班护士，有什么要求或身体不适，请及时告诉我，我会协助您解决的。（微笑、俯身）

孕妇：哎哟，哎哟，疼死我了，我要死了。（捶胸顿足、大喊大叫）

护士：您不要怕，有我在您身边，我会和你一起共渡难关的。宫缩时，疼痛是比较明显的。（边说边抚慰患者腹部）

孕妇不停地大声喊叫。

护士：您千万不要大声喊叫，这样会消耗您的体力的，对您的宝宝也不利，来，我帮您按摩按摩。（穴位按摩）

孕妇仍旧大声喊叫。

护士：不要叫了，你怎么这么自私，你大声叫，不仅影响你自己，更影响你未出生的小宝宝，你说，到底要不要生了！（灵机一动，呵斥、分散注意力）

孕妇停止叫喊，安静下来。

护士：对不起，刚才实属无奈。您这样大声喊叫不仅消耗体力，同时也容易引起胀气，影响产程，影响您和小宝宝的安危。如果您实在忍不住疼痛，可以喊叫两声，我非常理解，我相信您一定可以顺利生下小宝宝的。（护士道歉，帮助患者擦汗）

孕妇在护士鼓励下顺利生产。在这段治疗性沟通中，护士用真诚善良之心、适时多变的语言去鼓励患者，帮助患者克服心理障碍，顺利生产，确保母子安全。

（3）避免相互比较：鼓励时，不能简单地以差衬优，什么事都进行相互比较。每个人都有自身的长处，如果采用褒贬互衬、褒贬共存、相互对比等方法，被批评者可能会对被鼓励者产生逆反抵触心理，使得受批评者沮丧，受鼓励者孤立，加深了两者之间的矛盾。

在治疗性沟通中，护士更不能运用相互比较的鼓励方法，这样会使患者原本脆弱的心理雪上加霜。

【情景9】

患者，张某，男，61岁，退休干部，因心脏病入院两天，下午护士到病房发药，发现患者面向窗子唉声叹气地坐着。

护士：张老，您好！这是您的药，请饭前吃。

患者：（没说话）

护士：张老，您看起来心情不大好？

患者：唉！我退休前工作很忙，每天都要处理大量的事务，那时真充实。退休后，每天没事可做，无聊至极，现在又生病住院，人真没意思，唉！

护士：哦，您就为这事啊，那您可要跟您隔壁床的王局长学学了。王局长还是局长呢，比您忙多了，您看他退休后，又到老年大学上课，又去小学当校外辅导员，又是写字，又是画画，可充实了。您可要好好向他取取经。王局长，您要好好帮助帮助张老。

患者：（默不作声）

第二天，患者要求换病房。

护士本意是好的，她原想鼓励老张走出过去的生活，勇敢面对现实。但护士在提出这些观点时，用了相互比较的方法，使得老张原本空虚、孤独的心理又增加了一种自卑，这种鼓励就起到事与愿违的效果。

（六）说服

1. 说服的含义

说服就是依靠理性的力量和情感的力量，通过自己的语言策略，令对方朝着对自己有利的方向改变。说服可以使他人改变初衷，心悦诚服地接受别人的意见。它是人际沟通的重要组成部分，能否有效地说服对方接受自己的观点，对于和谐沟通关系以及最终达到良好的沟通目的都有着重要的作用。

2. 说服的有效性

说服是否有效要受到说服者的专业、身份、特征、态度等因素的影响。说服者的专业具有使人信服的权威性，专业水平越高，说服力就越强。例如，医学博士推荐的药品，患者很容易产生信服感。说服者拥有令人信任的身份，被说服者认同这种身份，这种说服就非常有效，许多企业请明星代言产品就是这个原因。如果说服者与被说服者的身份、年龄、性别、爱好、价值观等具有相似的特征，彼此都了解对方的压力、工作环境，就易产生共鸣。所以说服者的专业、身份、特征、态度等与被说服者相近，可使说服者达到很好的说服效果。

3.说服的作用

（1）改变观点：说服是治疗性沟通中的重要组成部分。在治疗性沟通中，护士会发现患者由于对疾病的认识不足，对一些治疗的不理解，对药物的服用知识的缺乏，对饮食的困惑等原因，造成心理的恐惧、焦虑。所有这些问题的解决，都需要护士通过耐心地说服去完成。在说服之初，要创设一个理解对方、肯定对方的说话氛围，而不是把对方置于不同意、不愿做的地位，然后再去反驳他、劝说他。通过说服，护士运用掌握的相关医学知识，从积极的、主动的角度去启发患者、鼓励患者，让患者接受护士的建议，从而改变自己对疾病的认知方法、观念、行为习惯等，以达到提高战胜疾病的自信心及早日康复的目的。

（2）建立信任：在说服他人的时候，最重要的是取得对方的信任。社会心理学家们认为，信任是人际沟通的"过滤"器。取得了信任，对方才会理解说服者友好的动机；否则，即使说服者的动机是友好的，也会经过"不信任"的"过滤器"作用而变成其他的东西。因此说服他人时，能否取得他人的信任，是非常重要的。

在说服患者时，如何取得患者的信任？首先要考虑到患者的观点或行为存在的客观理由，还要设身处地站在患者的角度，使患者对护士产生一种"自己人"的感觉，说服才会有效。

4.说服的技巧

在说服他人时，如果不讲究方法，不掌握要领，急于求成，往往会事与愿违。在说服他人时常犯的弊病有以下几种：一是先想好几个理由，然后才去和对方辩论；二是站在领导者的角度上，以教训人的口气，指点他人应该怎样做；三是不分场合和时间，先批评对方一通，然后强迫对方接受其观点等。这样做，其实质是先把患者推到了错误的一边，让对方心生不快，说服效果往往十分不理想。要想说服有效，就要掌握一定的说服技巧。

（1）了解对方：孙子曰："知己知彼，百战不殆。"在说服对方前，应对对方的情况有个全方位的了解，以便有针对性地开展说服工作。在护患沟通中，护士在说服患者前，应了解患者的个人资料，包括患者姓名、年龄、性别、民族、职业、文化程度等、此次入院的方式和临床诊断、日常生活习惯、家庭情况以及经济状况、性格特征、兴趣爱好、心理状态、宗教信仰和生活习俗、对治疗护理的要求及希望达到的预后等。

在了解患者之后，护士就能采用相应的、有的放矢的说服方法，一切从患者利益出发，为患者着想，以达到说服目的。

（2）诚恳耐心：如果想要劝说别人，不要因为一次拒绝就轻言放弃，一定要坚持再坚持。当然，坚持是需要耐心的，因为对方的想法、做法、习惯都不是一天形成的，要想改变对方对某个问题的某种看法，也绝非一日之功。同时，人的思想是动态的，是不断变化的，今天把问题解决了，明天还会有新的问题出现，因此说服是一个长期的过程，它贯穿于患者从入院到出院的整个过程中。

【情景10】

肿瘤患者放疗时，每周测一次血常规，有的患者拒绝检查，主要是因为他们没意识到这种监测的目的是保护自己。护士小王走进3床房间：

护士：陈老，请抽血！

患者：不抽，我太瘦了，没有血，不抽了！（拒绝）

护士：怎么会呢？（笑）陈老，抽血是因为要检查骨髓的造血功能，例如，白细胞、红细胞、血小板等，血象太低了，就不能继续做放疗，人会很难受，治疗也会中断！

患者：那要抽出血象低了，怎么办？

护士：降低了医生就会用药物使它上升。你看，别的病友都抽了！一点点血，对你不会有什么影响的。

患者：我的血管和他们不一样，很细，很难抽，我又很怕痛，还是不抽了吧？

护士：（点头）是的，能理解，您看这样行吗？您把胳膊伸出来给我看看，我觉得能一针见血的话我就帮您抽，要是不行的话，我请护士长帮您抽。

患者：好吧！（伸出胳膊）

患者在护士耐心诚恳地说服之下，终于同意抽血。

（3）变化方式：鲁迅先生说："如果有人提议在房子墙壁上开个窗口，势必会遭到众人的反对，窗口肯定开不成。可是如果提议墙壁不开窗口就把房顶扒掉，众人则会相应退让，同意开个窗口。"当提议"把房顶扒掉"时，对方心中的"秤砣"就变小了，对于"墙壁上开个窗口"这个劝说目标，就会顺利答应了。这就告诉我们，在劝说他人时，需掌握方法。如果你想让对方接受"一盆温水"，为了不使他拒绝，不妨先让他试试"冷水"的滋味，再将"温水"端上，如此他就会欣然接受了。

（4）阐释准确：阐释是医护人员以患者的陈述为依据，提出一些新的看法和解释，以说服患者更好地面对自己或处理所遇问题。阐释的前提是要领悟患者的真情实感，阐释包括了护士自己对问题的一些理解和提议，这些提议对患者来说，可以接受，也可以拒绝，但阐释应让患者感觉有益。阐释时的语言要通俗，要避免医学术语，同时，要避免不成熟的建议，以免增加患者的心理负担或导致医疗纠纷。

【情景11】

许先生一个人在外地游玩时，不慎摔伤了脚，后被村民发现送往医院救治。许先生右腿严重骨折，多处皮外伤，眼镜摔得粉碎，手机丢失。经紧急处理后需住院治疗。

护士：许先生，您好！您需要在这里住院治疗，您现在感觉怎样？

许先生：我要在这该死的地方待多久？我要打电话和家人联系，我没有眼镜什么也看不清，我真是倒霉透了，我不会死在这个地方吧？我真想马上离开这个倒霉的地方。（许先生大声说话，并用力捶打着床，看上去焦虑不安。）

护士：唔，许先生，您被困在这个地方，举目无亲，腿又摔伤了，真是太不幸了，我非常理解您的心情。您不要太担心，您只是摔伤了右腿，等您的伤势稍微稳定后，您就可以转院回家治疗。您把家里的电话告诉我，我帮您联系家人，您眼镜的度数是多少，我待会下班后帮您配一副，您暂时不能下床，我们会经常来看您的，您有什么事，也可按床旁呼叫器叫我们。

患者：（平静下来）

以上护士的阐释都是顺着患者的思绪而来，并没有任何的主观猜想，但又加入了护士自己新的观点，从患者语言中理解到患者的孤独感和恐惧感，从而提出了患者"可在病情稳定后回家治疗"的新观点，这些观点都很自然地被患者所接受，增加了信任感，使护患关系和谐。

（七）幽默

1. 幽默的含义

美国一位心理学家说过："幽默是一种最有趣、最有感染力、最具有普遍意义的传递艺术。"幽默是一种运用诙谐的、意味深长的语言传递方式。它借助特殊的语法修辞使交往双方摆脱窘境，进入愉快的境地。幽默语往往是借助双关语、歇后语表达说话人的情绪，多用在化解困境、回答问题、消除误会的时候，它是一种智慧和自信的表现。

2. 幽默语的作用

（1）缓解气氛：幽默的语言，利于交流，能使沟通气氛轻松、融洽。

【情景12】

内科病房30床的张大爷是位离休干部，患有高血压、冠心病，又因最近几天不能吃饭，需静脉补充营养，一躺就是七八个小时，张大爷可着急了，经常抱怨。下午护士给张大爷换输液瓶。

张大爷：已经三点了，护士，还有几瓶？

护士：大爷，还有两瓶。

张大爷：还有两瓶？不打了，不打了……（着急地说）

护士：大爷，要不我们把它喝了吧！（微笑，看着大爷）

顿时，病房人都笑了，张大爷也笑了。

护士：张大爷，您别着急，您的营养都来自这些瓶子，等您能吃些东西了，输液自然就会少的，是不是睡久了？来，我扶您起来坐一会，好吗？

护士运用幽默的魅力，缓解紧张的空气，制造轻松和谐的医疗氛围。

（2）协调关系：在一些场合，我们有时会遇到一些尴尬的处境，这时巧用几句幽默的语言，就能在轻松愉快的笑声中缓解紧张尴尬的气氛，从而使自己走出困境，协调双方的关系。例如，一位著名的钢琴家，去一个大城市演奏。钢琴家走上舞台才发现全场观众坐了不到五成，见此情景他很失望。但他很快调整了情绪，恢复了自信，走向舞台对听众说："这个城市的人一定很有钱。我看到你们每个人都买了两三个人的座位票。"音乐厅里响起一片笑声，为数不多的观众立刻对这位钢琴家产生了好感，聚精会神地开始欣赏他美妙的钢琴演奏。正是幽默改变了他的处境，协调了他和观众的关系。

3. 幽默语运用

（1）幽默有度，不失分寸：做任何事情都有一个"度"的问题，幽默也是如此。在运用幽默时，应考虑场合、对象等客观因素。同一个玩笑，可以同甲开，却不能对乙说；

在某场合可以说，而在其他场合却不行。

幽默虽然能够促进人际关系的和谐，但若不把分寸，也会适得其反，破坏人际关系的平衡，激化潜在矛盾，造成冲突。

（2）积累知识，提高能力：要想拥有适时得体的幽默感，首先要扩大知识面，知识面是幽默的基础，也是幽默的来源；其次是陶冶情操，要拥有一颗善良仁爱之心，要学会克制宽容，同时还要有乐观的人生态度；最后是培养观察事物的能力，培养机智应变的能力，是提高幽默素养的一个重要方面。只有迅速地洞察事物的本质，以恰当诙谐的语言，才能使人们产生轻松的感觉。当然，在幽默的同时，还应注意在处理不同问题时要把握好灵活性，做到幽默而不庸俗，真正体现幽默的魅力。

（八）沉默

1. 沉默的作用

语言沟通在人际交往中固然重要，但它不是人际沟通的唯一方法。沉默在交谈中可以起到很有价值的作用，能使沟通产生良好的效果。

（1）表示同情：当别人伤心欲绝时，语言其实是苍白无力的、护士可以用沉默加触摸，来表示同情，给患者提供思考和回忆的时间，诉说和宣泄的机会，此刻的沉默会起到"此时无声胜有声"的作用。

（2）表示宽容：当患者和家属无理取闹、破口大骂时，医务工作人员选择沉默，既缓解了患者过激的情绪和行为，又给自己提供思考、冷静和观察的时间，同时也彰显自身的宽容和大度。

（3）表示默许：当给那些拒绝合作的患者提出新的治疗方案时，若对方选择沉默，就意味着默许。

（4）表示拒绝：对一些患者无聊的承诺和无理要求，在难以用语言答复的情况下，我们可以用沉默态度来表示拒绝。

2. 运用沉默技巧

要想运用好沉默，关键是选择时机和场合。

（1）把握时机：一般来说，沉默较少运用于交谈的启动期和结束期，而较多地用于展开期。在启动期，医护人员和患者努力营造和谐愉悦的交谈氛围，以此推动交谈进程，而沉默将影响这一进程。在交谈的最后阶段，沉默可能暗示交谈停止过早，这种作用恰与有计划的终止背道而驰。在双方交谈展开期，沉默是有效交谈的一个重要组成部分。医护人员运用短暂的沉默来控制患者的不良情绪，并为其提供支持性交谈的意愿。在沟通效果上，医护人员的沉默是在告诉患者："您继续说下去，我很理解您，也很愿意听您说。"

（2）整理思绪：心理学专家指出，沉默可以让人有机会反省自己、检讨自己，沉默更可以支配他人的谈话态度和谈话方向。在护患双方的交谈中，特别是对某一问题有分歧进行探讨时，沉默是让医护人员和患者汇集、整理思绪，这对护理问题的判断，提出解决问题的方法，会有很大帮助。

（3）善用体语：在运用沉默时，说话者通常还需要用点头、眼神注视、表情变化、人体触摸以及诸如"嗯""哦"等语气词来表现对他人内心体验的感同。

尽管沉默的作用是有效的，但它在沟通中只起到辅助语言的效果。在交谈者双方没有相互充分理解的情况下，沉默将增加紧张度。当双方不清楚对方在沉默中究竟想做些什么时，沉默可能增加他们的不舒适和焦虑。交谈中过多运用沉默也可引起无所适从的感觉，太多的停顿和沉默可使参与者感到谈话目的不明确，或无重点。所以在使用沉默技巧时，一定要把握分寸。

（九）核实

核实是指医护人员在聆听过程中，为了确认自己的理解是否准确时采用的一种沟通技巧。在核实时应保持客观公正，不应加入任何的主观意见和情感。核实是一种反馈机制，它体现了医护人员认真负责的精神。核实包括重述和澄清。

1. 重述

重述包括患者重述和护士重述两种情况，即：一种情况，护士将患者的话重复一遍，待患者确认后再交谈；另一种情况，护士可以请求患者将说过的话重述一遍，待护士确认自己没有听错后再继续交谈。重述表明护士在认真倾听对方说话，从而增强对方表述的信心。但重述时，不能加上任何的主观猜测，否则会使对方感到不舒服。

（1）重述可以直接用患者的原话。

【情景 13】

患者：护士，我能不吃药吗？我胃不舒服，恶心，想吐。

护士：您是说您胃不舒服，恶心，想吐？

患者：是的，我太难受了。（继续诉说）

（2）重述也可以重述患者说的意思，意思不变，用词稍加改变。

【情景 14】

患者：我身体不好，老是生病住院，家也顾不上，孩子也没时间照料，到底能不能好，我真的很担心。（患者很难过）

护士：您很为您的病担心，您怕老是生病顾不上家和孩子，是吗？

患者：是的，我担心我的病，我也觉得对不起我的爱人和孩子。（继续倾诉）

以上例子中，护士就是在理解患者的基础上，没有加上任何的主观猜测，只是改变一些语句，对患者表述的意思加以重述。这不仅使患者的思想得到认可，同时也有效缓解患者的情绪，使得交谈顺利展开。

2. 澄清

澄清就是在听的过程中，对于对方陈述时模糊的、不完整的、不明确或不太清楚的语言加以提问，以求得更准确、更具体的信息。澄清常用的语言是："不好意思，刚才我没有听太清楚，您能再说一遍吗？""您说的我不太明白，能说清楚点吗？""您的意思是不是……"等等。澄清有助于进一步了解事情的原委，有助于护士更好地了解患者，也有助于患者更好地了解自己。

【情景 15】

患者：护士，我今天这儿、这儿，还有这儿不舒服。

护士：您能具体说说您是哪儿不舒服？怎样的不舒服吗？

患者：（略作思考）我胸部很不舒服，气闷，胸骨处像受到重压一样，胸骨下有一种特别的痛感。

在治疗性沟通中，重述和澄清往往是交替使用的，先用重述引起对方的关注，等对方确认信息后，再提出要澄清的问题，从而起到核实信息准确度的作用。

核实技巧不仅使护士能够获得准确的信息，同时向患者表明了护士对他的关注的程度，患者的回答对护理很有帮助，增强了患者诉说的信心，促进了护患关系的良性发展。

护理从本质上说，就是尊重人的生命、尊严和权利，不受国籍、种族、信仰、肤色、年龄、政治和社会地位的限制。护士在履行职责时，要一切以患者为中心，尊重患者的生命价值、权利和人格，满足患者的身心需要。护士的每一次叮嘱、微笑或鼓励的话语，每一次护理活动和健康指导，都体现了对患者无私、深沉的爱。这种爱使患者如沐春风，加深了对护士形象的认识，患者在一次又一次的关爱中提升了对健康以及美好生活的渴望。

静脉输液沟通示范

考点提示 ◆

　　护士的沟通技巧。

课程思政

　　整体护理作为一种理念，已渗透到临床工作的各个方面，要求护理人员应理解和尊重患者，与患者多沟通，理解患者的需要、期望和感受，进行个性化的服务。而语言就像一面镜子，能反映出一个人的情操、思想、道德、文化修养。掌握有效的沟通技巧，不仅为学生今后的就业与未来发展保驾护航，也能更好地为社会服务。

直击护考

1. 在护患沟通过程中，我们适当地插话可以（　　　）。

A. 把握谈话的内容和方向

B. 护士通过插话把正确的观点传达给患者

C. 护士及时地插话可以鼓励患者克服困难增强信心

D. 以上皆是

2. 关于婉言拒绝的方式和技巧，以下说法正确的是（　　　）。

A. 婉言就是用温和委婉的语言和方式，使患者在愉悦的氛围中接受你的意见

B. 既顾全了被拒绝者的尊严，又表达了你拒绝这件事情的本意

C. 婉言还有一种是回避和转移话题，避实就虚

D. 以上皆是

3. 在护患沟通过程中，关于护士插话的技巧，以下说法错误的是（　　　）。

A. 不可太随意和过分频繁　　　　　　　B. 语言要自然流畅

C. 让患者简洁回答你提出的问题即可　　D. 语言要通俗易懂

4. 如下图，护士在操作时，需核对患者信息，以下哪种方式是正确的（　　　）。

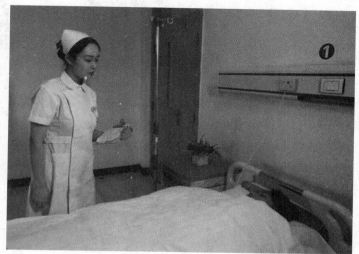

A. 是 1 床吧？　　　　　　　　　　B. 喂，叫什么名字？

C. 请问，你是几床？叫什么名字？　　D. 是老李吧？

5. 护患交流过程中，不宜选择的话题是（　　　）。

A. 治疗效果　　　　　　　　　B. 养身保健

C. 病人感兴趣的话题　　　　　D. 个人经历

6. 双方在交谈时，若能表现出（　　　）就是对对方最大的尊重。

A. 双向共感　　　B. 神态专注　　　　C. 措辞委婉　　　　D. 礼让对方

7. 下面哪种不属于倾听过程中需要关注的注意事项（　　　）。

A. 全神贯注　　　B. 及时反馈　　　　C. 多多提问　　　　D. 不打断讲话

8. 在交谈中要学会有技巧地提问，如在问诊步行入院的病人时，多采用（　　　）方式提问。

A. 开放式问题　　B. 闭合式问题　　　C. 健康问题　　　　D. 心理问题

9. 与病人讨论有隐私的健康信息时，应当采取下面哪种措施比较妥当（　　　）。

A. 小声交流　　　　　　　　　　B. 在安静、隐秘的地点进行交流

C. 在安静的地点交流　　　　　　D. 在安静的地点小声交流

10.护士语言得体、文明，能优化护患关系，你认为下面哪种情况没有做到语言得体文明（　　　）。

A. 用床号称呼患者　　　　　　　B. 护理时使用商量的口吻

C. 对不配合的患者耐心引导　　　D. 所有患者一视同仁

11.看输液视频回答问题，在操作前、中、后，如何与患者进行交流沟通？

王珊珊

单元五答案

视频题

单元六
护士工作礼仪

学习目标

1. 理论目标

掌握护理工作礼仪的基本要求，护理操作前、中、后的礼仪规范；掌握患者入院、住院、出院时的护理礼仪；熟悉门诊、急诊护理工作礼仪要求、门诊护理治疗工作中的礼仪，患者手术前、手术中、手术后工作礼仪；熟悉同事间交往的基本礼仪要求、同事间工作交往礼仪。

2. 能力目标

能正确规范地运用护理操作的礼仪规范，能在医院各部门应用护理工作礼仪。

3. 素质目标

通过对护士工作礼仪的学习，培养学生严谨、务实、精益求精的工作作风，形成良好的护士职业形象，创造和谐的工作氛围。

【知识导图】

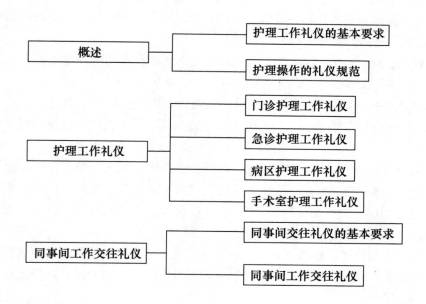

随着社会的进步和医疗模式的转变，人们对护士所提供的护理服务也提出了更高的要求。护士在不同的工作岗位面对的患者各有特点，护士应遵循各岗位的礼仪要求，认真仔细、积极主动、热情周到地为服务对象提供优质的服务，塑造良好的护士形象。

护理操作是护理工作的重要内容，也是建立良好护患关系的重要基础。护士在工作过程中，用真诚的态度、优雅的举止、礼貌的语言、严格规范的操作，为患者提供周到、礼貌、优质的护理服务，既有利于患者的康复及护士自身的安全，也有利于塑造医院的良好形象，提高医院整体服务质量。

■ 任务一　概述

概述

一、护理工作礼仪的基本要求

1. 尊重服务对象

护士在工作中，要平等地对待每一位服务对象，尊重服务对象的人格及其应有的权利，并注意保护服务对象的隐私。

（1）得体的符合礼仪规范的称谓：既是尊重对方，显示护士自身礼仪修养的表现，也是建立和谐融洽关系的重要因素之一。无论是同事之间，还是在与患者的交往中，称谓礼仪都要求遵循礼貌、尊重、适度的原则。在护理工作中，应先核对患者姓名全称，然后再根据患者的年龄、性别、职业或职务等进行合适的称谓。护士养成使用尊称的习惯会让患者觉得亲切温暖，有被尊重的感觉，可以让患者产生愉悦的心理，从而拉近护患关系，为日后的护理工作打下良好的基础。注意不能直呼其名或用床号代替称呼，否则患者会产生反感情绪，不利于护理工作的开展。

（2）不得触及和泄露与治疗、护理无关的个人隐私：护士在工作中不得向患者打听与治疗、护理无关的隐私，若患者主动告知，护士一定要注意保护该隐私，不得泄露给他人，更不可作为闲聊的话题。

（3）选择恰当的交谈地点：当与患者的交谈涉及隐私时，要选择保密性强的交谈地点，尽量避开人多的地方，如病房、办公室、病区走廊等。

（4）注意维护患者的身体隐私：护士在为患者提供护理服务时，在不影响操作的前提下，尽量减少身体暴露，必要时用屏风遮挡或嘱咐无关人员回避，以保护患者的身体隐私。

（5）保护有关患者健康的信息：患者的健康信息也属于个人隐私，护士不可将患者的健康信息透露给与治疗、护理无关的人，也不能作为与他人交谈的话题。

（6）不得随意翻阅患者的私人物品：未经患者允许，不得随意翻阅患者的私人物品。

2. 诚实守信

诚实守信是指对待别人要真诚，对已承诺的事情要付诸实际行动，尽力实现诺言。在护患交往过程中，当护理人员获得患者的充分信任后，患者就会向护士诉说自己的困难和要求，并希望得到护士的帮助。此时，护理人员应根据服务对象的健康状况及医院的实际条件，尽量帮助患者。若不能满足，应及时向患者解释，不能用含糊的言辞搪塞患者。只有真诚相待，才能形成良好的护患关系，从而有助于患者的康复及护理质量的提高。

3. 举止文雅

患者是否信任护士及信任的程度直接受护士行为举止的影响，尤其是护患初次见面时，护士的言谈举止、仪容仪表等都会给患者留下深刻的"第一印象"，并影响今后的护患关系。所以护士应态度真诚、和蔼可亲、举止文雅大方，给患者留下良好的第一印象，切忌在公共场合做出不雅行为。

4. 雷厉风行

雷厉风行是指一个人的动作敏捷、干脆利落，处理问题果断而不拖沓。对于医疗护理工作而言，特别是在紧急情况下，时间就是生命，因此，护士在工作中应具备镇静果断，机智敏捷的工作作风。但雷厉风行的工作作风离不开扎实的专业知识、娴熟的护理技能和丰富的临床经验，所以护士不仅要掌握扎实的专业知识和娴熟的护理技能，还要不断地总结临床工作经验，再加上雷厉风行的工作作风，才能为患者提供高质量的护理服务。

5. 共情帮助

共情也称为移情，是指在与人交往的过程中，从对方的角度出发、用对方的眼光看问题、体会对方的感受，并设身处地为对方着想。共情不等于同情，同情是用自己的眼光看对方、看问题，而共情是把自己放在对方的位置上去看问题、去体验对方的感受。护士在与患者交谈时，应多使用共情去了解患者的真实感受，从而找到合适的方法帮助患者解决问题，提高患者的健康水平。但要注意，共情也不是无原则、无理智地沉浸在患者的悲喜中不可自拔。

二、护理操作的礼仪规范

护理学是一门实践性很强的应用性学科，伴随社会的不断发展，人们的法律意识和自我保护意识增强，对护理服务提出更高的要求，在治疗疾病的同时要提供优质的护理服务，因此，护理人员在实施各种操作时不仅要具有娴熟的操作技术，还要以友好、礼貌的态度，规范的仪容仪表，建立良好的护患关系，从而使患者以积极的心态配合治疗和护理。

（一）操作前礼仪规范

1. 明确目的，充分准备

护士在实施护理操作前，应清楚患者的具体情况、本次操作的目的和方法、注意事项及应急事件的处理方法。经过充分的准备后才能确保护理操作的安全和有效。

2. 仪表端庄，举止优雅

护士在操作前衣帽穿戴整齐、清洁无污，行走轻快敏捷，推治疗车、端治疗盘、持病历夹，动作美观大方。护士在走廊内行进时，保持右侧通行，并及时给患者让路。到病房门前先轻声敲门，再轻轻推门进入，并随手将门轻轻关好，不可用治疗车将门推开或用脚踢开门，进入病房后应微笑行点头礼，亲切礼貌地与患者打招呼、问好，并合理地摆放、整理患者的用物，必要时拉上床帘。做好操作前的准备工作，确保护理工作的安全和有效，进而增加护理对象对护士的信任。

3. 言谈有礼，解释清晰

操作前的核对和解释都是很重要的。操作前认真严格地查对患者的姓名、年龄、性别、床号、药物名称、浓度、剂量、用法、时间等，保证为正确的患者实施正确无误的操作；操作前解释是向患者解释本次操作的目的、方法、操作中会出现的感觉及患者配合的方法，以取得患者的理解和配合，保证护理操作顺利进行。因此护士在核对和解释时，语言要诚恳温和、用词准确、简明扼要，面部表情亲切自然，使患者感到被尊重。

（二）操作中礼仪规范

1. 态度和蔼，真诚关怀

护士在操作过程中，应用温和的态度、轻柔的语言、亲切的表情和友好的肢体语言来表现对患者发自内心的关怀，让患者感到温暖体贴。在操作过程中还应注意与患者沟通，了解患者的动态感觉，及时消除患者的恐惧感，并给予适当的安慰和鼓励，以取得患者最大程度的理解和配合。

2. 尊重患者，保护隐私

某些护理操作过程中不可避免地会暴露患者的隐私部位，护士应注意创造适宜的环境为患者进行操作，必要时用屏风遮挡或请无关人员暂时离开病房。对有生理缺陷的患者不可大惊小怪，也不可随意透露或传播患者的缺陷。

3. 技术娴熟，适时指导

扎实的专业知识、娴熟的操作技能、轻柔的动作、温和的态度可使患者产生受到尊重和礼遇的满足感。在操作的同时指导患者配合的方法，并使用安抚性语言转移患者的注意力、使用鼓励性语言增强其信心，这样不仅可以减轻患者的痛苦、降低操作的难度，还可以提高护理工作的效率和质量。

（三）操作后礼仪规范

1. 尊重患者，诚恳致谢

操作结束后，护士应对患者的配合表示衷心的感谢，由此体现护士高尚的职业道德和良好的礼仪修养，同时也让患者明白，密切配合医护人员有利于早日康复。向患者致谢是护理人员良好礼仪修养和高尚职业道德的具体体现。离开病房之前，请患者放心，如果治疗后感觉有任何不适或需要，可以按床头呼叫器，护士会随时赶到，并且有空时会经常到患者床边看望患者。

2. 亲切嘱咐，适时安慰

操作后除了对患者致以衷心的感谢，还应根据患者的病情给予亲切的嘱咐和适当的安慰。包括操作后再次核对、询问患者的感觉以了解是否达到预期效果、交代注意事项等，同时还应对操作给患者带来的不适给予适当安慰。

考点提示 ◆
　护理工作礼仪的基本要求和护理操作前、中、后礼仪。

课程思政

传承南丁格尔精神　树立社会主义核心价值观

　　刘振华，女，第40届南丁格尔奖获得者，她以非凡的勇气和献身精神，致力于麻风病专科护理工作32年。她摒弃传统观念束缚，对麻风病人尽职尽责，将对患者身心护理与人文关怀有机结合在一起，深受患者的爱戴。

　　她用爱铺就了护理之路，用实际行动诠释了新时代"有情怀、精技能、敢担当"的南丁格尔精神。

■ 任务二　护理工作礼仪

　　护士在不同的护理工作岗位面对的患者有所不同，护士应根据患者病情的缓急、年龄长幼、文化程度、自理能力以及心理状态等方面，坚持护理工作礼仪原则，根据各岗位护理工作礼仪要求，认真仔细、积极主动、热情周到地完成护理工作，以高度的职业责任感为患者提供优质的护理服务。

护理工作礼仪

一、门诊护理工作礼仪

　　门诊属于医疗工作的第一线，是医院的窗口部门，是直接对社会人群进行诊断治疗、预防保健的场所。门诊的特点是人员众多、流动性大，因此，门诊护士的仪容仪表、工作态度、礼仪修养将直接影响医院的形象。加强门诊护士的专业礼仪，提高护士的职业修养，已成为护理礼仪工作的重要内容。

（一）门诊护理工作礼仪的基本要求

1.仪表

　　护士工作时应具有健康的身体和饱满的工作热情，仪表自然、大方、高雅，使患者感到亲切、可信、雅而不俗、端庄稳重，从而反映出护士的文化修养。护士上岗着装要舒适得体，工作服必须平整无褶，无污渍，胸牌佩戴端正、字迹清晰；梳妆整齐，燕尾帽佩戴端正，发饰素雅，不化浓妆，不戴首饰。

2.体态

　　护士的举止是一种无声的语言，包括站、坐、行、操作的姿势。护士训练有素的举止是力与美的展示，是护患之间非语言沟通的主要内容，如门诊护士接诊时，举止端庄大方、规范，可增加患者的信任感，塑造仁爱的"白衣天使"形象。

3. 语言

护士语言文明、规范，表达准确。语调柔和、悦耳，语气亲切、和蔼，语速适中使对方能听清楚。这些都有利于护患关系的融洽，给患者以亲切感。

4. 表情

面部表情的变化可以动态反映一个人内心的情感。门诊护士与患者接触时，要善于适时地表达和调控自己的面部表情。面部表情自然，态度热情、诚恳，面带微笑不做作，由衷地表达出对患者的关爱之情，使患者感受到热情和温暖，增加战胜疾病的信心。

5. 目光

许多语言所不能表达的复杂而微妙的情感和信息都可以通过目光来表达。护士的目光与语言、动作是否协调一致，会直接影响沟通的效果。热情、亲切、和蔼的目光可使患者精神振奋、信心倍增；关切的目光可表达对患者的安慰和支持；而淡漠、责备的目光则会使患者心灰意冷、不知所措。护士与患者沟通时应自然平视、锁定对方的目光，表示自己的坦诚和对患者的尊重、关注。

> **考点提示** ◆
>
> 门诊护理工作的基本要求。

（二）门诊护理工作礼仪的具体表现

1. 导诊工作礼仪

在医院门诊的护理工作中，导诊护士是患者到医院就诊接触的第一人，导诊护士工作的质量关系到医院的形象和声誉，它在医院各系统中起着承上启下的作用。患者走进医院，客观上存在一种被动、自卑的心理，加之疾病缠身及对医院周围环境较为陌生，很自然会出现依赖心理。导诊护士应热情接待，细心观察，耐心询问患者的要求，并正确解答患者提出的问题，为患者做健康宣教；当患者因着急、焦虑和期盼导致坐立不安，甚至出言不逊时，护士不要责备患者，更不能冷言冷语，要理解患者的心情，体贴、安慰并搀扶需要帮助的患者指导就诊。

2. 分诊工作礼仪

患者挂号后，分别到各科候诊室等待就诊。为确保患者安心候诊，护士可以为患者创设一个安静、舒适、清洁、秩序良好、环境优美的就诊环境，如播放舒缓的背景音乐，松弛患者紧张的神经，并用亲切温暖的语言安慰等候的患者。灵活、机动、合理安排好初诊和复诊的患者，患者较多时，护士用温和的语言提醒其要按次序就诊，如给候诊患者送上一杯水，赠送一本有关健康教育的宣传小册子等不同方式，将温暖送到患者心里并安抚焦急、烦躁的患者，随时对患者进行健康教育。对病情较重的老、弱患者或病情突然变化如高热、呼吸困难、出血、休克等患者，立即安排其提前就诊，并向其他候诊患者解释，使其以平静心态安心候诊。

当患者就诊结束，护士应主动热情询问患者是否需要帮助。如介绍各辅助科室的具体方位，详细说明路径，以减少就诊时间和上、下楼及往返各部门次数，为患者提供方便，尽量减少患者的焦虑；如患者需要进行各种检查，为患者合理安排检查次序；如患者情况危急可由护士全程带领，并与相关科室联系好随时准备急救。

3. 治疗工作礼仪

在医院就诊的患者中，有很多是需要在门诊治疗的，治疗护士不仅应具备娴熟的技能还应有规范的职业礼仪。在实施护理措施时，充分尊重患者的知情权，严格执行查对制度，全神贯注、动作轻柔、敏捷，随时征求患者的意见，多说"您""请""您还有什么需要吗？"等。在治疗中，随时对患者进行健康教育，通过恰当的语言分散患者的注意力，耐心解答患者提出的问题，讲解中注意观察患者的反应，及时了解患者的接受情况。不可用冷漠的态度对待患者，更不可耻笑患者的疑问和生理缺陷。治疗结束后，协助患者整理衣物，亲切地告知治疗后的注意事项，多说"谢谢您的配合""请您慢走""注意按时吃药""保重身体"等，使患者安心、舒心、放心地完成治疗。

> **考点提示**
>
> 门诊护理治疗工作中的礼仪。

二、急诊护理工作礼仪

急诊科室是医院诊治急诊患者的场所，是抢救患者生命的第一线，患者及其亲属将生的希望都寄托在急诊医护人员身上。急诊护士除应具备精湛的技术外，还应有高尚的职业道德、良好的心理素质、身体素质和礼仪修养，才能满足社会高标准的要求，完成救死扶伤的重任。

（一）急诊护理工作礼仪的基本要求

1. 良好的身体素质

急诊接待的多是急、重症和突发事件的患者，是不可预知的。工作繁重、节奏快，在正常的治疗护理外，还要随时做好病情危重的抢救工作，往往会加班加点，这就要求护士有强健的体魄和充足的精力。平时休息时，注重加强身体锻炼，以达到急诊护士身体素质的需要。

2. 良好的心理素质

急诊护士面对紧急而复杂的病情、急不可耐的患者及其亲属时，应沉着冷静，机智果断。在紧张繁忙的护理工作中，护士应用专业知识及技巧，准确收集患者的资料，通过细致入微的观察，最大限度地满足患者的需求，在抢救工作中，做到忙而不乱、急而不慌、灵活机智、果断敏捷。

3. 仪表端庄、稳重大方

急诊患者是比较特殊的护理对象，患者病情也会突发变化，有些外伤患者来急诊时不断呻吟、血迹斑斑，甚至惨不忍睹。在与急诊患者短时间的接触里，护士应着整洁的护士服，以高雅大方的仪表，端庄稳重的举止，体贴入微的语言，良好的工作态度安抚患者及其亲属，这对患者及其亲属的心理有着良性的刺激作用。如果护士服上留有血渍或药液，应马上更换，以减少或消除患者的紧张和恐慌心理，赢得患者的信任并积极配合抢救。

（二）急诊护理工作礼仪的具体表现

1. 预检分诊工作礼仪

急诊患者多数起病急、病情重、发展快，多缺乏思想准备，甚至极度恐惧。预检护士在接待就诊的患者时，本着"时间就是生命"的原则，运用娴熟的专业知识，通过简要评估后，做到一问、二看、三检查、四分诊，将患者分诊到就诊的诊室，热情主动的协助搬运或搀扶患者到相应的诊室或抢救室，如遇到急、危重症患者、意外灾害事件、法律纠纷、刑事伤害、交通事故等事件，急诊护士应具备一定的法律常识，及时与有关人员和部门联系，沉着冷静，做好适当的安慰、解释和疏导工作，尽快消除患者亲属的紧张情绪。

2. 急诊抢救工作礼仪

（1）充分做好急救前的准备工作：急诊抢救就是要在最短的时间内用最有效的措施缓解急性发作症状，防止维持生命的主要器官受到损害，为进一步的治疗争取时间。所以，急诊护士要严格按照各自的岗位职责，随时做好抢救准备。如急救物品需定数量、定品种、定点放置、定人保管、定期检查维修、定期消毒灭菌，完好率必须达到100%。

（2）积极、主动、有效地配合诊治和抢救：急诊救护是一项涉及医疗、护理、化验、放射、收费、药房等多个部门的工作，这些工作往往是环环相扣的。急诊护士要积极主动地配合其他医务工作者，互相理解、互相尊重，共同协作完成急救工作，这既能反应护士的工作责任心和修养，也能反映护士的专业技术水平及工作能力的高低。对于病情危急的患者，在医生到来之前，护士可在基本了解患者病情的基础上，迅速对患者进行必要的急救处理，以免错失抢救时机。但要注意的是，急救处理的决策要果断、方法要得当、措施要得力，充分体现急诊护士救治患者的针对性、及时性、主动性和慎重性。

（3）要妥善处理好与患者亲属的关系：急诊患者起病急、病情重，患者亲属一般没有思想准备，常常会出现焦虑、恐惧、坐立不安的状态，很想了解患者的一切信息，有的甚至想进入急救室参与抢救。护理人员应理解患者亲属，冷静对待患者亲属的过激言行，在抢救患者的同时，给予患者亲属必要的、适当的安慰和解释。同时还要注意随时向患者亲属交代患者的病情，让患者亲属做好充分的思想准备。

（4）急不失礼且忙中守节：尽管接待急诊患者要求紧张、急切、迅速且及时，但并不能因紧急而不顾礼节，而是应该急不失礼、忙中守节。护士应针对急诊患者容易出现的恐慌和绝望感给予强有力的支持、鼓励和帮助，对患者富有爱心。

典型案例

　　病人，张某，女，40岁，银行工作人员，因右下腹疼痛来院就诊，门诊以"急性阑尾炎"收入院。病人入病房时面色苍白，大汗淋漓，非常痛苦，急需手术。此时，护士面带微笑地对病人家属说："请不要着急，我马上通知医生为病人检查。"说完不慌不忙地走了出去。

　　请分析护士这样接待病人会造成什么样的后果？假如你是值班护士，你会怎么做？

三、病区护理工作礼仪

　　当患者经医生初步诊断确定需住院时，便住进医院接受检查和治疗，住院患者在饱受疾病折磨的同时，还要承受与家人分离后的孤独及无助，再加上陌生的医院环境，更增添了患者的不安。此时，病区护士若能热情礼貌地对待患者，亲切地与患者沟通，尽量满足患者的合理需求，耐心解答其疑问，将减轻患者的焦虑和不安，帮助患者树立战胜疾病的信心，安心接受治疗，尽快恢复健康。

（一）患者入院时的护理礼仪

1. 协助患者办理入院手续

　　患者需入院治疗时，护士应礼貌地指导患者或其亲属办理入院手续，并详细说明需要办理的内容，如填写登记表、交住院押金等。由于患者和其亲属不熟悉医院的环境和规章制度，再加上疾病的折磨，在办理入院手续的过程中可能会焦虑不安、情绪烦躁、不知所措。此时，护士应耐心指导患者，对患者表示关心，切不可训斥患者，给患者脸色看。

2. 护送患者进入病区

　　（1）热情接待，积极主动：协助患者办理好入院手续后，护士应热情、主动地护送患者入病区，护送过程中，主动与患者和家属沟通交流，帮助他们解决力所能及的困难，对患者或家属的提问应耐心解答。

　　（2）关心体贴，确保安全：护送时，可根据患者的病情选择合适的方式，能步行的患者可扶助步行，不能行走或危重者可使用轮椅或平车。同时，护送过程中还要根据病情采取必要的安全防护措施，为患者采取病情所需的卧位，注意保暖，密切观察患者的情况，不中断输液、给氧等措施，保证患者的安全。护送过程中，护士的动作要娴熟稳重、轻快敏捷。进入病区后，要礼貌、耐心地与病区负责护士完成交接工作，做到有始有终，服务到位。

电梯礼仪

　　乘坐无人管理的电梯时，要牢记"先出后进"的原则，以便控制电梯；乘坐有人管理的电梯时，护士应后进后出。在乘坐电梯接送病人时，要照顾好服务对象。进出电梯时要侧身而行，避免碰撞、踩踏别人。在乘电梯时碰上不认识的服务对象也要以礼相待，请对方先进先出。

（二）患者入病区后的护理礼仪

接待新入院者的礼仪

　　（1）迎接入院患者的礼仪：患者来到病区时，护士应面带微笑，起身相迎。在安排患者就座后，亲切地问候患者并自我介绍，尽快安排好病床，把患者送至病房。在场的其他护士也应主动向患者和家属微笑，点头示意，表示欢迎。

　　（2）向入院患者做介绍的礼仪：患者入病房后，责任护士应主动、耐心、细致地向患者进行介绍。包括以下几个方面：①介绍责任护士和主管医生；②介绍病区环境，如护士办公室、医生办公室、卫生间、治疗室等；③以平和、礼貌、客气的语气介绍医院的规章制度和作息时间，尽量避免命令式语言；④介绍病房用物，如床头柜、便盆、呼叫器等，并教会患者使用呼叫器。通过护士的介绍，使患者能尽快熟悉环境，减轻焦虑。同时需根据患者的实际情况，询问患者有何需要帮忙解决的问题，并尽快协助其解决该问题（图6-1）。

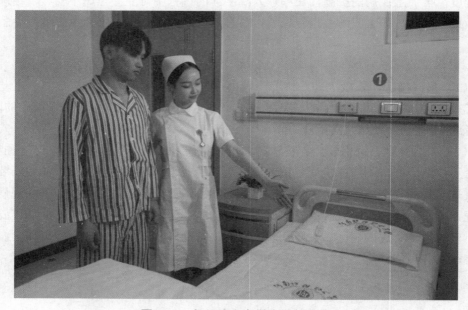

图6-1　向入院患者做介绍的礼仪

（三）患者住院中的护理礼仪

1. 基本工作礼仪

（1）自然大方，轻盈快捷：护士的行为举止是患者及其亲属评价护士的首要因素。护士在病房的站、坐、行和各种操作姿态要规范，动作要优美、舒展。行走时脚步轻盈快捷、庄重自然，推车应平稳、开关门要轻，各项操作轻快准确，与患者交流时语言准确、温和有礼，从而给患者安全、优雅、轻松、愉快的感觉。

（2）亲切温柔，尊重关怀：患者初次来到病房，需要一个适应环境的过程。在这个适应的过程中，护士亲切的语调、礼貌的问候、周到的服务均是使患者感到温暖，尽快摆脱孤独的重要因素。因此，护士在护理患者时，一个亲切的问候、一声亲切的称呼、一句鼓励的话语，甚至对患者的一个搀扶，需要患者配合时所用的"请"字，得到患者配合后所说的"谢谢"等，都可能使患者对护士产生亲近、信任和敬重之情，从而缩小护患之间的距离。

（3）敏捷准确，服务及时：快速及时、安全准确的服务无疑会获得患者的信任和尊重。护士在护理工作中，务必做到思维活跃、动作敏捷、护理操作准确无误。特别是遇到患者病情危急的情况时，凭借严谨的工作态度和丰富的临床经验，给予及时准确的判断和处理，既可为患者争取进一步的治疗时间，也能体现护士优良的专业素养。

（4）知识深厚，技术娴熟：患者入院后，都会关注医院的医疗护理水平，也特别希望自己能得到高水平的医生、护士的医治和护理，护士娴熟的技术是消除患者顾虑、使患者愿望成真的重要因素，也是护士完成护理任务的关键。因此，作为一名合格的护士，要熟练掌握护理操作技能，不断钻研业务、学习广博的知识、掌握现代护理新理念新技术，为患者提供更优质的护理服务。

（5）坚持原则，满足需要：人生病之后，角色发生了变化，其需要也会有相应的改变，除了正常人的基本需要外，还会产生患病后的特殊需要。护士应认识到这些需要与人的情绪关系密切，若患者的需要得到满足就会有良好的情绪，良好的情绪又有利于患者的康复，所以护士应尽量满足患者不同的需求。当然，对于患者和其亲属的需求也不是一味地、无原则地满足，而应在不违背医院规章制度和社会公德、不侵害社会利益及他人利益的前提下，满足患者和家属合理的需求。如患者对自己疾病知识的了解，对类似疾病的预后及护理计划有疑问，护士要及时向其讲解。

2. 术后患者护理礼仪

（1）迎接术后患者回病区：病房护士应准备好术后必要用物如氧气、监护仪等，等待患者做完手术回病区。当患者被护送回病区后，护士应妥善安置患者、为其取合适的卧位。注意保暖，给患者吸氧、保持呼吸道、输液通畅；注意评估患者的意识水平、监测生命体征，必要时行心电监护；注意观察伤口敷料、皮肤完整性、引流液的量和性状等。护士应认真仔细地与护送人员完成交接班工作，然后执行术后医嘱，观察病情及完成护理记录。

（2）关爱术后患者：术后患者身体较虚弱，加之切口疼痛，患者往往会情绪烦躁、心情不佳、痛苦不安，此时护士应体谅、关心爱护患者。可通过药物或心理暗示法减轻其痛苦，鼓励其进行适当的活动以减少并发症的发生、促进伤口愈合。若患者手术效果不佳、愈后不良，在适当保密的基础上，护士更应该加倍地关心、爱护患者，鼓励其树立战胜疾病的信心，配合下一阶段的治疗、护理工作。

（3）勤观察，常沟通：护士要密切观察患者术后的病情变化，关心患者，注意其麻醉作用消失后各器官功能恢复情况，经常与患者或家属交流，询问病情和术后恢复情况，并指导患者和家属术后注意事项，直到病情平稳。

（4）科学礼貌地解释术后症状：手术后的患者常会出现一些不适症状并对这些症状产生疑问，有的患者还会把术中看到的、听到的情况与术后的不适联系起来。此时，护士应温和、科学地向患者和家属讲清道理，做出合理的解释，并告诉患者术后不适只是暂时现象，以缓解患者紧张的情绪、增强其战胜疾病的信心。

（5）正确指导术后患者的活动：适当活动对患者的康复是很重要的，护士应正确地指导其进行相应的活动。如指导肺部术后患者正确地咳嗽、咳痰，保持呼吸道通畅，避免术后并发症；指导骨科术后患者要保持功能位，加强功能锻炼等。

（四）患者出院时的护理礼仪

1. 祝贺出院，征询意见

患者康复或好转出院时，护士应向患者表示由衷的祝贺，并感谢患者住院期间对医护工作给予的理解、支持和配合，谦虚地征询患者的意见，对自己工作的不足之处表示歉意，并表达对患者的关怀之情，若有需要，将会尽心地为患者提供服务。

2. 出院指导，细致入微

责任护士应指导、帮助患者办理出院手续，向患者详细介绍目前疾病治疗的情况，指导患者正确服药的方法，提醒患者出院后应调整心态、进行康复锻炼、学会控制情绪、注意灵活调节饮食起居等，并嘱咐其定期复查。

3. 出院送别，守礼有节

办理完毕出院手续，患者即将离开医院，责任护士应热情地送至病区门口或电梯口，并再次祝贺患者出院，嘱咐患者保重身体。切忌说："欢迎下次再来。"待患者离开视线方可转身返回。

> **考点提示** ◆
>
> 患者入院、住院、出院时的护理礼仪。

四、手术室护理工作礼仪

手术治疗是对外科系统患者的主要治疗手段，手术室是医院外科的职能中枢。手术室护士工作礼仪是手术室护士与患者或医生两者之间交流的重要介质，是有助于达到手术成功的重要手段，因此，手术室护士在不断提高技术水平的同时，要不断加强礼仪修养，提高服务水平。

（一）手术前工作礼仪

手术作为一种创伤性的治疗手段，会使患者产生一系列的心理障碍，护士必须了解患者手术前的心理活动，使其达到最佳心理状态，愿意接受并坦然面对手术，以利于手术中的配合和术后的恢复。

1. 手术前的疏导礼仪

手术前一日巡回护士走访患者，了解患者的基本情况及手术前患者的准备，大多数患者会对麻醉和手术感到紧张和恐惧，对自己所患疾病的预后感到焦虑和忧伤，甚至悲观和绝望，这种情绪上的剧烈波动必然引起患者机体内环境的紊乱，严重影响患者对麻醉和手术的耐受力。因此，护士应针对患者术前的心理特点，做好心理疏导工作。

（1）态度和蔼，情绪稳定：巡回护士进入病房后应主动热情与患者打招呼，先做自我介绍，然后与患者交谈。要了解患者的基本情况，包括患者的生活习惯（吸烟史、饮酒史）、性格、爱好、社会背景（职业、社会地位等），查看检验结果是否正常；了解患者的手术名称、方案及步骤，术中体位和特殊要求。如患者王某，男，33岁，慢性阑尾炎，择期手术，拟于明日做阑尾切除术。对于该患者，护士可以这样介绍"您是5床的王某先生吗？我是在手术时配合您的护士，我叫刘某，您就叫我小刘吧，很高兴认识您。"护士用亲切、平等的话语与患者交流，在交流中要仔细观察患者做出的任何反应，了解患者的心理需求和对手术的态度，鼓励并启发患者说出自己对手术的顾虑、要求，针对其具体问题给予恰当的说明和解释，消除患者紧张心理，让患者对手术做好充分的心理准备。

（2）掌握技巧，因人施护：在手术前的疏导中，护士的任务是以患者为中心，凡事设身处地为患者着想，通过护士的言行，神态等因素影响患者。交谈中要时刻注意言谈的礼仪要求，语言要婉转，不要提及"严重""疼痛""死亡"等词语；交谈要选择恰当的时间，错开患者进食或治疗的时间，且交谈的时间不要过长，以免造成患者紧张。交谈时要注意捕捉患者担心的问题，如患者担心医护人员是否重视自己的手术以及医生的水平等，护士应以满腔的热情、积极的态度，解释和答复患者的每一个疑问，从而使患者充满信心，获得安全感。

2. 术前签字谈话的礼仪

在为患者实施手术前，必须征得患者和家属的签字同意，这是一项非常重要的常规制度，必须严格执行。因为术前患者签字，表明医院尊重患者的知情同意权和自主选择权，同时也意味着患者和其亲认可治疗手段、信任医护人员，也愿意承担手术的后果。因此，护士应认真做好术前签字谈话工作（图6-2）。

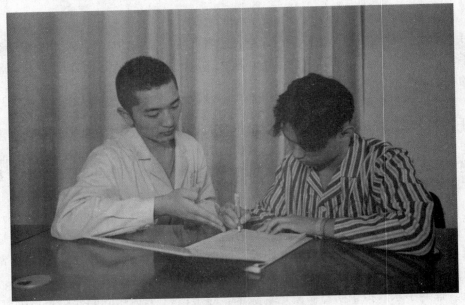

图 6-2　术前签字谈话的礼仪

（1）注意谈话中的文明礼貌和严肃性：首先，护士要以礼貌诚恳的态度与患者谈话，谈话要有针对性、科学性、严肃性，实事求是地向患者讲清楚手术的意义及术中可能出现的问题，让患者及亲属自愿接受医生的手术建议。对于一些新开展的手术，护士应向患者和亲属说明手术的原理、方法及可能出现的问题，必要时可请患者和亲属参加术前讨论会，减轻和消除其焦虑，坦然接受手术。同时，要注意术前谈话不能只挑好话说、不谈风险或只强调患者的责任而淡化医护人员的职责，而是要全面、客观地讲清情况，既让患者亲属和患者心中有数，又避免误会，消除隐患，为医护人员的工作留有余地。

（2）敢于承担责任和风险：敢于承担责任和风险是医务人员的职业道德要求，也是尊重患者的表现。所以，医护人员以宽广的胸怀、强烈的责任心和使命感，勇于承担责任，决不能把患者的签字作为推卸责任的借口，认为有患者的签字就可以不承担责任和风险，否则会影响医务人员的形象和声誉。

3. 迎接手术患者的礼仪

手术室护士负责把患者接到手术间，这个过程虽然很短暂，但对患者来说却是很重要的，所以要求手术室护士以亲切和蔼、严肃认真的工作态度对待即将手术的患者，使患者能有安全感，放松心情配合手术。

（1）仔细查对，严防差错：手术前，手术室护士在迎接患者时，要礼貌、认真地与病房护士做好交接工作，核对科室、床号、姓名、性别、年龄、诊断、手术项目等，严防接错患者。同时还要核实术前准备工作是否完成。

（2）安慰鼓励，缓解压力：虽然患者对手术已有了一定的思想准备，但真要进入手术室时，仍会有不同程度的紧张、害怕等心理。此时，手术室护士应礼貌温和、表情亲切自然，与患者谈论轻松的话题，以缓解患者的紧张和恐惧。

（二）手术中工作礼仪

手术无论大小，都会给患者带来心理压力，手术中医护人员的言行可引起患者微妙的心理变化。因此，医护人员应不谈与手术无关的话题，表情自然淡定，举止从容，时刻关注患者的安危，想患者之所想。医护人员认真负责的态度，将减轻患者的心理顾虑。

1. 礼待患者，视如亲人

护士对待任何一位患者，应像对待自己的亲人一样，用责任心和爱心去照顾患者。如推患者入手术间时，为减轻患者的神秘感和恐惧感，可以向患者介绍手术间的布局、设置，协助患者上手术床，摆好体位，并向患者解释摆此体位的目的。当患者处于麻醉苏醒期时，可用轻抚患者面部，在患者耳边亲切小声地呼唤患者的名字，如"××女士（先生、小朋友）您醒啦，手术已经做完了，您感觉怎么样？"的方法促使患者尽快苏醒，以配合术后的治疗、护理工作。

2. 言谈谨慎，镇定从容

手术中，医护人员应认真仔细地进行手术，尽量减少交谈，不谈论与手术无关的话题，如逛街等，也不能讲容易引起患者误会的话或流露出惊讶、可惜等表情。特别是非全身麻醉的患者，他们很留意医护人员的谈话、举止，对手术器械的撞击声也很敏感。医护人员言谈稍有不慎、表情惊慌、紧张等都会给患者造成心理负担，影响手术，甚至患者会将医护人员的话与一些场景、自己的病情等联系起来，执意认为是产生某些问题的原因，给医护人员带来不必要的医疗纠纷。

（三）手术后工作礼仪

手术完毕不代表治疗的结束，术后也会发生一些病情变化，重视、关心术后患者的病情，及时发现问题是保障患者生命安全和提高手术后疗效的重要工作。

1. 护送患者回病房的礼仪

手术结束后，护士应安全地护送患者回病房。到病区后，要认真仔细地与病区护士做好交接班工作（皮肤完整性、麻醉方式、手术方式、术中出血等）并签名，协助病区护士将患者安置在病床上，取适宜的体位，并指导家属如何维持正确合适的体位，告知家属术后注意事项等。

2. 对患者的鼓励和安慰

若患者已清醒，护士应以亲切的态度告诉患者手术很顺利，表扬患者战胜恐惧、配合手术的精神，并鼓励患者继续发扬这些精神、积极配合病房护理工作，预祝患者早日康复。

考点提示 ◆

　手术前、中、后的工作礼仪。

■ 任务三　同事间工作交往的礼仪

　　同事是与自己一起工作的人，与同事相处得如何直接关系到工作、事业的进步与发展。同事间友好的相处，是顺利开展工作的基本条件，反之，则会影响正常的工作，阻碍事业的发展。所以同事间相处时，既要有与人和睦相处的积极态度，也要遵守一定的礼仪和道德规范。

一、同事间交往的基本礼仪要求

1. 同事见面礼仪

　　同事见面时，可以点头示意、相互问候，既可以显示人们相互协调、友好相处的愿望，也是一天好心情的开始（图 6-3）。

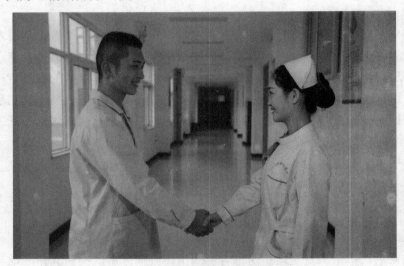

图 6-3　同事见面礼仪

2. 同事共事礼仪

　　（1）尊重同仁，举止文明：处理好同事之间的关系，最重要的是尊重对方。所以，同事间交往应相互尊重、文明相处、礼貌待人，这既是为人处世的基本道德，也是最基本的职业要求。

　　（2）宽以待人，严于律己：同事间经常相处，失误在所难免。如果自己出现失误或礼仪礼节有不周之处，应主动向对方道歉，征得对方的谅解；若对方出现失误或是不周之处，自己不可小肚鸡肠、耿耿于怀。

　　（3）谦虚谨慎，不骄不躁：人的能力大小、水平高低是客观存在的，但每个人的人格是平等的，同事之间相处时，不能因个人能力大小、水平高低而对人"另眼相看"，而应谦虚谨慎，以平等待人来体现自己的高尚品德。

3. 同事间交往的禁忌

　　（1）忌对无原则的小事纠缠不休：每个人都有自己的个性、爱好、为人处世的方法等，同事之间没必要因别人的某些小缺点或是小毛病而耿耿于怀，同事之间凡是不涉及原则的事情都可以包容，在包容别人的同时，自然会受到别人的尊重。所以同事相处时，要避免在无原则的小事上纠缠不休，否则只会损害同事之间的友好关系。

（2）忌挑拨离间、搬弄是非：金无足赤，人无完人，每个人都有缺点、短处，在与同事的交往中，应以自己宽广的胸怀和气度去包容别人的缺点和短处，甚至可以想办法用自己的长处去弥补，但不能挑拨离间或把别人的短处作为笑料，成为一个搬弄是非的人。

（3）忌态度冷漠：同事相处时，应互相尊敬、互相关心帮助。当同事取得成绩、得到发展时，应真诚地祝贺并感到欣慰；当同事遇到挫折或不幸时，应主动表示关心和同情；切忌对同事的成绩讽刺挖苦，对同事的不幸幸灾乐祸，对同事的困难置之不理。

二、同事间工作交往礼仪

1. 交接班时的礼仪

交接班是比较正式的场合，护士应注意自己的言行和形象，不能随随便便，给人留下散漫、不认真的感觉。

（1）集体交接班：集体交接班一般是在早晨，由夜班护士介绍前一夜病区患者的情况及白班需注意的事项。交班者辛苦工作了一夜，但交班时仍要保持衣帽、发型整洁，不能穿拖鞋、蓬头垢面地进行交班，无论是站或是坐姿都要保持良好的精神面貌。接班者同样要保持良好的仪态，认真倾听交班者报告的内容，应避免在交接班过程中交头接耳、整理衣帽、擦拭护士鞋等，因为这既不尊重交班者，也不符合工作规范。

（2）床旁交接班：床旁交接班一般是在患者床旁进行的。床旁交接班时，护士既要注意自己的仪表，也要注意自己的言行。交班者、接班者都应避免自己的言谈举止给患者带来不良影响或造成不良暗示。接班者应注意认真倾听，不分散注意力，避免给患者留下工作不认真的不好印象（图6-4）。

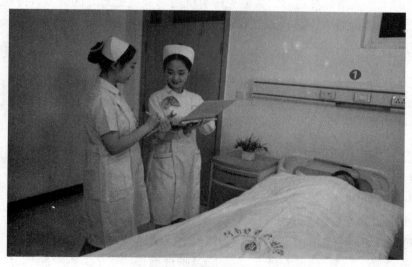

图6-4 床旁交接班礼仪

2. 寻求合作时的礼仪

护士为患者提供高质量的护理服务，常常需要其他工作人员的配合，在寻求合作时，护士良好的礼仪修养可起到事半功倍的效果。在需要与他人合作时，护士应先向对方陈述自己的目的，然后说明需要对方提供哪些帮助，给予怎样的配合。如果对方同意帮忙，应表示衷心的感谢。但需注意，在合作的过程中不能企图支配对方，也不可流露责备、埋怨等不良情结，以免导致合作无法顺利进行。若对方无法提供帮助，更要注意不能因为不良情绪干扰自己的态度和言语，而应尽快想出折中的办法解决，尽量减少双方的不愉快。

3. 与合作者意见不统一时的礼仪

当护士与合作者意见不一致时，应允许对方持有不同意见，并且要给对方解释的机会。在对方解释的过程中，护士要认真倾听，不要因急于表达自己的看法而随便打断对方，这样做不礼貌，甚至可能会激怒对方，导致矛盾激化。当对方陈述完之后，护士也可以陈述自己的观点及看法，语气要平和，但不要随意评论对方意见是否正确。经双方陈述之后，如果意见能达成一致当然最好，如果意见还是无法统一，就要看事情是否关系到患者的切身利益。如果是这样，应请护士长、科主任参与讨论，最终找到解决问题的方法；如果不是紧急事件，可在双方冷静之后再进行讨论。

4. 与辅助科室合作时的礼仪

辅助科室是指检验、药剂等经常与护士打交道的部门，以及管理、后勤等维持医院运作的部门。这些科室是医院中不可或缺的部门，也是医护人员为患者提供高质量医疗护理服务的重要保障。在进行护理工作的过程中，每天都需要与辅助科室合作。护士在与辅助科室的工作人员打交道时，要避免带有优越感和支配对方的态度，特别是对后勤、管理部门，不能因为对方不是一线工作人员，就认为对方什么都不懂而轻视对方，否则会直接影响双方的合作。

直击护考

1. 护士在工作中恰当运用护理礼仪能优化护患关系，你认为下面哪种情况没有做到护理工作礼仪基本要求（　　）。

A. 用床号称呼患者　　　　　　　B. 护理时使用商量的口吻

C. 对不配合的患者耐心引导　　　D. 所有患者一视同仁

2. 在对患者进行护理操作过程中，整体护理强调以（　　）为中心。

A. 服务对象　　B. 护理人员　　　　C. 护理操作　　　D. 医疗机构

3. 在患者进入病区以后，下面的护理工作礼仪哪项不正确（　　　）。

A. 热情地对患者予以问候并自我介绍　B. 双手接过病历以示尊重

C. 尽可能详尽地做入院指导　　　　　D. 多使用礼貌用语

4. 急诊科护士急诊危重病人，应首先（　　　）。

A. 热情迎接，诚恳地自我介绍　　　　B. 询问患者有关情况

C. 立即采取抢救措施　　　　　　　　D. 办理挂号手续

5. 护士在与各种辅助科室打交道时，应采取的态度是（　　　）。

A. 支配对方　　　B. 请求对方　　　C. 责难对方　　　D. 与对方合作

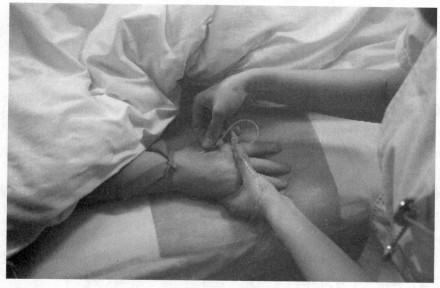

6. 在进行如上图操作的过程中，哪种做法不正确（　　　）。

A. 保持仪表整洁干净　　　　　　B. 穿刺技术娴熟

C. 只关注患者手部血管　　　　　D. 及时与患者沟通，了解患者感受

7. 观看视频题视频回答问题：护士在床旁交接班的工作礼仪中，不应当（　　　）。

A. 保持发型整洁和衣帽整齐　　　B. 保持良好的精神面貌

C. 在交接中整理衣帽　　　　　　D. 对其他同事表示尊重

8. 患者女性，58 岁，突发胸闷，心前区偶发疼痛，无家属陪伴
下自行住院。患者入病房后，此时护士最应该先为患者提供的服务
礼仪哪项不妥（　　　）。

视频题

A. 介绍病区环境、病房环境和病友　　B. 简单的自我介绍

C. 耐心解答患者疑问　　　　　　　　D. 立即通知医生

9. 男性患者，38 岁，企业管理者，持续高热两天，实习护士小王为患者做健康宣教时，
为体现亲切热情的护理服务态度，不符合礼仪规范的做法是（　　　）。

A. 礼貌称谓　　　　　　　　　　　B. 关切表情

C. 倾听患者感受　　　　　　　　　D. 保持人际交往距离 0.5cm 以内

10. 与患者道别时不合时宜的道别语是（   ）。

A. 请慢走，多保重

B. 祝贺您痊愈

C. 再见，欢迎您再来

D. 请按时吃药，定期复查

技能训练六

单元六答案

【内容】

护士工作礼仪训练

【目标】

1. 技能目标　掌握不同岗位护理工作的礼仪规范及操作礼仪规范。

2. 情感目标　端正服务态度，培养学生以患者为中心的服务意识。

【准备】

1. 用物准备　情景展示所需护理用品。

2. 环境准备　护理实训室模拟病房。

3. 情景设计举例　蔡某，男，45 岁，右下肢胫腓骨骨折，行内固定术后。晨起护士到患者床前进行晨间护理，与患者沟通，餐后护士发放口服药，补充钙剂，新盖中盖高钙片 2.5mg/ 片，口服，每日 2 次，每次 2 片，嚼食。

【方法】

1. 学生根据自行设计的情景，自由结合进行角色分配，分别扮演不同岗位护士、患者、家属等，并用业余时间编排。

2. 通过模拟情景展示不同岗位护士工作场景，体现良好的服务意识及护理礼仪的灵活运用程度和应变能力等。

3. 教师点评及学生评委评分。

4. 选出最优秀的小组进行示范表演。

【评价】

1. 学生在实训过程中，是否态度端正、严谨认真，按要求完成训练内容，护士着装是否整齐，仪表是否端庄大方。

2. 学生是否掌握了不同岗位护理工作的礼仪规范及操作礼仪规范，是否恰当运用了言谈沟通技巧与患者进行有效沟通。

3. 内容的组织和运用是否有创意和独立见解，是否多角色多角度展示护士工作礼仪。

4. 小组成员是否相互帮助、相互配合、谦虚礼让，体现团队合作精神。

杜　鑫

单元七
求职礼仪

学习目标

1. 理论目标

掌握书面求职信的写作方法；掌握网络求职邮件的书写方法；掌握面试礼仪要求和规范；了解求职礼仪的概念、特点和种类。

2. 能力目标

能够正确而恰当地运用求职礼仪。

3. 素质目标

让学生认识到求职礼仪的重要性，在求职过程中遇到问题时，能恰当解决。

【知识导图】

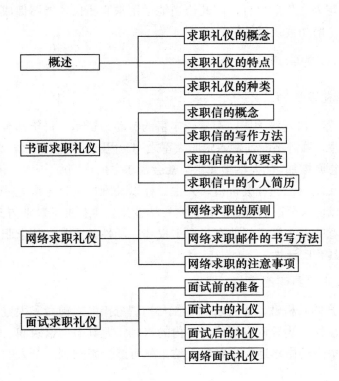

礼仪是一粒最有生命力的种子，它会在我们的精神世界里发芽、开花、结果。礼仪无时不在，无时不有。心理学家奥里·欧文斯说："大多数人录用的是他们喜欢的人，而不是最能干的人。"如何赢得用人单位的喜欢呢？求职礼仪是毕业生求职者开始新工作前，十分重要但也是最容易被忽视的课题。因为它关系到求职者能否顺利踏入社会，寻找到一份合适满意的工作。注重求职礼仪将会帮助你抓住每一个机会，并以最快的速度找到自己理想的栖身之地。

■ 任务一　概述

概述

一、求职礼仪的概念

求职礼仪是公共礼仪的一种，是求职者在求职过程中与招聘单位接待者接触时表现出来的礼貌行为和仪表形态规范，也是一种社交礼仪。它通过求职者的仪表、仪态、言谈、举止以及应聘书面资料等体现求职者的内在素质、文化修养和个性特征，是求职者在长期社会生活中形成的交际交往习惯、思维定势和行为习惯的外在表现。对于求职者能否顺利完成求职面试过程，能否被理想单位录用起着极其重要的作用。

求职礼仪是发生在求职过程中，求职虽说是"求"，但也不意味着自己低人一等，要有礼有节、不卑不亢地维护自己的尊严和提出自己的正当要求。同时，无论求职者自身条件多么优秀，也不能摆出一副"舍我其谁"的架势。求职本身就是招聘者和求职者之间互相审视、互为选择的过程，因此恰当地运用求职礼仪才能够促成求职者顺利完成求职面试全过程，增加被录用的机会。

二、求职礼仪的特点

（一）求职礼仪具有广泛性

我国作为一个人口超级大国，有着较丰富的劳动力资源。每年都有大量的不同学历层次的院校毕业生，源源不断地融入求职大军之中。尤其是近些年随着高等教育的发展，大学毕业生数量急剧增加，使大学毕业生与社会需求之间由"供不应求"转为"供大于求"，越来越多的人为实现自己的社会价值、人生目标以及维持生计走进人才市场。社会主义市场经济改变了以前包分配的就业制度，实行毕业生自主择业的就业方式。"自主择业，双向选择"，这意味着大学生择业有了自主权和广泛性。因此，从求职人群和专业角度来说，求职礼仪具有广泛性。

（二）求职礼仪具有时机性

求职具有很强的时机性。尽管求职者在与招聘方接触之前做了大量的准备工作，但面试结果如何，往往取决于双方短暂时间内的接触，尤其是面试求职，招聘方从面试者的一言一行、一举一动中迅速作出判断，结果就可能会影响到一个人的前程。所以，要想在众多的求职者中脱颖而出，把握好第一次见面机会至关重要。

（三）求职礼仪具有目的性

招聘者和求职者双方目的都非常明确。招聘方的目的，是招聘那些综合实力强的人员。招聘者通过对求职者的仪表、言谈、行为举止的观察，形成第一印象，并把这些作为是否录用的重要条件。求职者的目的更为直接，希望在短暂的时间里给招聘者留下最佳印象，促使面试求职成功。

三、求职的种类

根据招聘单位的性质和招聘形式的不同，求职的形式可分为书面求职、网络求职、面试求职三种形式，三者可单一出现也可综合出现，其中以书面求职最为多见。不管是采用何种形式求职，正确、恰当地运用求职礼仪不仅是求职者整体素质的一个重要体现，更对求职者赢得心仪的工作起着关键性作用。

■ 任务二　书面求职礼仪

一、求职信的概念

求职最常见的形式之一就是书面求职。书面求职是一份写在纸上的"自我介绍"，其中求职信是求职者与用人单位进行联系的最简便、最直接的方法。求职信又称自荐信、应聘信，是求职者向用人单位介绍自己，为谋求工作或职务而写的专用书信，它是一种私人对公并有求于公的信函。

求职信目的是让对方了解自己、相信自己并录用自己，争取获得面试的机会，因此在求职信中，求职者可以尽情地表现自己，集中突出个人的特征与求职意向。用人单位可以通过求职信，了解求职者的文化修养、知识水平、工作能力、文字表达水平，甚至思想、性格，凭此来进行初步筛选。一封好的求职信能体现求职者清晰的思路和良好的表达能力，可以以无声的语言起到自我宣传、自我推销和说服招聘单位录用的作用，是敲开职业大门的重要步骤，因此一定要认真准备，精心包装，注重礼仪和书写规范。

二、求职信的写作方法

求职信的结构一般由开头、正文、结尾和落款四部分组成（表7-1），与一般书信格式相似。求职信的核心是推销自己，不在于长，而在于精，内容要求简练、明确，切忌模糊、笼统、面面俱到。求职信不可太长，以一页 A4 纸，大约 500 字左右为好。招聘者没有时间看过多的内容，如果确实有值得一提的内容，可以作为附件或留作面谈时再说。也不能太短，否则说不清问题，显得没有诚意，自然也就缺乏说服力。

表 7-1　求职信示例

求 职 信

××主任：

　　您好！

　　我从×××网站上的招聘广告中获悉贵院欲招聘一批护士，特冒昧写信应聘。

　　我即将从×××医学院护理学专业毕业，身高×××cm，相貌端庄，气质颇佳。在校期间，我系统学习了基础护理学、内科护理学、外科护理学、急危重症护理学、妇产科护理学、儿科护理学等专业课程，成绩优秀，发表论文多篇。我曾担任班长和学生会宣传部长，具有较好的组织能力、协调能力以及很强的团队意识。性格开朗，为人诚实、踏实、细心，具有良好的人际沟通能力，现已获得护士资格证书。并且熟悉掌握各项护理操作技能，先后于学校及河南省的各项护理技能比赛中获奖。

　　去年我曾在×××医院实习一年，获得该医院领导及老师的好评，并在实习期间积累了大量的临床工作经验。我热爱护理工作，具有强烈的职业责任感及荣誉感，希望从事护理工作。如果有幸成为贵医院的一员，必将再接再厉、勤奋刻苦、努力进取。

　　如果方便，期待能与您面谈。

　　电话：××××××；Email:×××××@126.com

　　此致

敬礼

应聘人：×××
×年×月×日

（一）开头

　　求职信的开头，应开宗明义，直截了当地说明求职意图。一般包括称呼、问候语、求职缘由和求职意向等。称呼即用人单位的全称；问候语一般写"您好！"；求职缘由和求职意向要根据具体情况而定。撰写时要紧扣主题同时注意写作技巧，必须使求职信的主旨明确、醒目，一开始就要能引起对方注意，常用的开头方法有以下几种。

　1. 赞扬目标单位

　针对目标单位近期取得的成就或重大变化，加以赞誉，说明你对目标单位非常的关注，同时要积极表明自己渴望加入的意愿。

2. 表述自身能力

根据招聘岗位要求的技能，简述自己的工作能力和特长，充分表明自己有足够的能力胜任此工作。

（二）正文

正文是求职信的主体部分，也是求职信的核心，要阐述求职者的资格和能力。其中要重点阐述自身所具有的、对目标工作有用的知识和技能，主要包括求职资格、工作经验、相关社会经历和个人素质。注意要突出自己的重要成绩、特长、优势，要有的放矢，阐明你对该单位的特殊价值。对于护理专业毕业生来讲，也可以多提自己具体的、有代表性的经历，比如你的实习经历和取得的护士资格证等。总之，根据自己的求职目标，主体部分要做到告知情况、突出重点、言简意赅，他们需求的正是你这样的人才，你不仅有兴趣，而且有能力胜任这份工作。语气得体，不卑不亢，既要自信，又要给人稳重踏实之感，切忌夸夸其谈，要注意客观真实。

另外，如果目标单位在招聘时要求写明薪金待遇，作为求职者，应该在这一部分提出对薪水的要求。对于该类问题一定要做到心中有数，数目过高会把对方吓跑；数目过低又有"微不足道"之嫌。因此，薪水的数目应根据自身能力和市场行情而定。

最后，应该提及求职者的个人简历，提醒对方查阅附件材料，以进一步加强目标单位对求职者的了解。值得注意的是，凡是已在个人简历部分叙述过的相关内容，在此就不必重复，只做简单解释即可。

（三）结尾

求职信的结尾应当写好结束语，主要是进一步强调求职者的愿望，希望得到他们的回复，或表达面谈的愿望，或希望试用，以供单位进一步考察等。如可以写"希望领导给我一个面试的机会""盼答复""静候佳音"等，最后留下本人的联系电话及 E-mail 邮箱。无论何种表述，都要注意用语恰当、语气自然得体，掌握分寸，不可强人所难，以免留下不良印象。

（四）落款

落款包括署名和日期两部分。署名应写在结尾祝词的下一行的右后方，要注意字迹清晰。日期应写在署名下面（年月日）。若有附件，应在信的左下角注明，如"附 1：个人简历""附 2：获奖证明"等。

三、求职信的礼仪要求

（一）称呼要得体

称呼也称"起首语"，是对收信人的称呼。称呼要在信纸第一行顶格写起，后加"："，冒号后不再写字。求职信的称呼要准确、有礼貌。一般来说，收信人应该是招聘单位里有录用实权的人，所以要特别注意用人单位招聘工作负责人的姓名和职务，书写要准确。

求职信中第一眼看到的就是称呼，也是第一印象，对于这份求职信的最终效果有着直接影响，因而要慎重为之。由于求职信往往是首次交往，对用人单位有关人员的姓名并不熟悉，因此，在求职信中可以直接称呼职务头衔，如"××医院院长""××医院护理部主任""××医院××科护士长"等。

【知识链接】◆

称呼要求严肃谨慎，礼貌性的敬辞可以适当使用，如称呼之后加提称语，即用来提高称谓的词语，如对尊长用"尊鉴""赐鉴"等，但是应注意书信中的这种提称语要与称呼相配合。

（二）问候要真诚

称呼之后的问候语起承上启下和开场白的作用。无论是经常通信还是素昧平生，信的开头均应有问候语。向对方问候一声，是必不可少的礼仪。问候语可长可短，即使短到"您好"两字，也能体现出求职者的一片真诚，而不是"应景文章"。问候语要切合双方关系，交谈不宜言深，以简洁、自然为宜。

（三）内容要准确

正文是书信的主体，即求职者要说的事。正文从第二行开始写，前面空两格。书信的内容尽管各不相同，写法也多种多样，但都要以内容清楚、叙事准确、文辞通畅、字迹工整为原则。此外，还要谦恭有礼，即根据收信人的特点、求职者与收信人的特定关系进行措辞，包括敬语、谦辞的选择，语调的掌握等。

（四）格式要规范

格式规范、完整，敬语得当，字迹工整，文从字顺，切忌错别字、病句等。正确无误的语法，规范的标点，准确的文字，会使阅信人赏心悦目。最好使用电脑打印求职信，这样比手书清晰、美观。如无条件打印或有书法特长，亲写书信未尝不可，但是注意要用毛笔、钢笔及与此近似的其他墨水笔书写完整，墨水的颜色以蓝黑为宜，忌写草书，以正楷为佳。

（五）致敬要热忱

结尾最后的致敬语虽然只几个字，但可以表示求职者对收信人的祝愿、钦敬，也有不可忽视的礼仪作用。致敬语有格式上的规范要求，一般分两行书写，上一行前空两格，下一行顶格，如"此致敬礼""深表谢意""顺祝愉快安康"等。

落款部分要署上求职者的名字和写信日期，为表示礼貌，在名字之前加上相应的"弟子""受业"；给用人单位领导写信，可写"求职者""您未来的学生"。名字之下，还要选用适当的礼貌敬辞，如在署名后可加"敬启""敬上""拜启"等。

四、求职信中的个人简历

（一）个人简历的写作方法

个人简历是广义上的个人履历，为了获得理想的求职效果，不同的求职者会写出不同风格和形式的履历。它和求职信一样，是求职时不可缺少的应用文书。所不同的是求职信主要是表达求职的愿望，而履历表则是对求职者的背景、优点、成就和有关个人材料进行的简洁概述。一般的求职简历主要由基本情况、求职意向、学习工作经历和证明材料等四个部分组成（表7-2），包括如下项目。

表7-2　个人简历示例

姓　　名	刘　星	性　别	男	照　片
出生年月	1991.10	民　族	汉　族	
政治面貌	中共党员	健康状况	良　好	
籍　　贯	×省×市	最高学历	本　科	
毕业学校	×××医学院	联系电话	138*********	
通讯地址	×省×市×区×路×号	邮　编	××××××	
求职目标	内科护理人员			
所受教育	2002.9－2005.6：×市×中学（初中） 2005.9－2008.6：×市×中学（高中） 2008.9－2012.6：××医学院护理学院			
所　学 专业课	基础课：生理学、病理学、药理学、解剖学等 专业课：基础护理学、内科护理学、外科护理学、儿科护理学等			
社会实践	××年暑假，在××市××医院见习 ××年暑假，在××市养老院进行××活动			
所获荣誉	第一学年："国家励志奖学金" 第二学年："最美护生" 第三学年："优秀学生干部" 第四学年："优秀毕业生"			
爱好特长	唱歌、舞蹈、手工			
计　算　机	NIT证书；二级证书			
英语能力	英语四级			

自我评价	具有良好的思想品德，有较强的责任心和团队意识，知识面较广，专业基础较为扎实，具有较强的自学能力，善于独立思考，具有较强的人际交往能力，善于与他人进行沟通与交流，有较强的工作能力。

1. 基本情况

这一部分主要是简单介绍自己的基本情况，一般包括姓名、性别、民族、年龄、籍贯、政治面貌、学历及专业、联系电话、邮箱、地址以及本人近期一寸免冠照片等内容。

2. 求职意向

求职意向即为求职目标，是求职者所希望谋求的工作岗位。该项可以用一两句简短、清晰的话来说明。求职目标要尽可能充分体现自己在该方面的优点和专长，尽量把选择目标描述到具体科室或部门，以免降低录用的机会。例如，"本人性格外向，具有较好的人际交往能力和有效的沟通能力，能胜任门诊护士的工作"，就比"本人有较强的综合素质和能力，可以胜任多方面的工作"更具体、有针对性、有助于招聘单位进行筛选和安排工作、更能打动招聘者。

3. 学习工作经历

学习、工作经历及证明能力的相关资料信息是这部分的主要内容，也是个人简历的重要组成部分，应详细陈述，且陈述一定要实事求是，切忌造假。

（1）首先简述自己的教育经历，一般从初中开始写起，按照时间的顺序列出自初中到目前最高学历每一阶段学习的起止日期、学校名称、所学专业、各阶段证明人、是否曾经担任学生干部等信息。

（2）列出学习期间所学主要知识体系（课程）及学习成绩，在学校和班级所担任的职务，在校期间所获得的各种奖励和荣誉，业余爱好和特长，取得的英语、计算机等级证书等。

（3）与招聘单位所招聘岗位相关的专业能力、学术成就要醒目列出，比如护理专业学生的实习经历，已取得护士资格证书，曾发表的论文、撰写的著作、参与的科研课题、取得的科研成果等，这些均是个人专业能力的体现，对求职成功有很大帮助。

4. 证明材料

为了证明简历的真实性和可信性，应将纸质证明材料作为附件附于简历结尾处。如毕业证、相关证件（英语水平证书、计算机证书等）及主要社会活动和社会兼职聘书等。如果有相关个人推荐材料也可以一并附上，尤其是知名人士或学院领导的推荐信，会起到事半功倍的效果。

> **考点提示** ◆
>
> 掌握个人简历的组成部分及书写规范。

（二）个人简历的礼仪要求

1. 格式恰当，篇幅适宜

书写必须规范：一是要求字迹清晰，二是要求内容正确，三是要求格式标准，四是要求通篇整洁。个人简历一般采用表格式比较适宜，篇幅以不超过两页 A4 纸为宜。

2. 条理清楚

个人简历并不需要过分强调有"文采"，但一定要表述清楚。如刚入校时作为一名护理专业学生做了哪些工作，取得了什么样的成绩，后来又做了哪些工作，做得怎么样，是否获得过什么奖励等，一步一步地写清楚，层次要分明，条理要清晰。

3. 字迹清楚准确

书写是一种艺术，优美文字构成的个人简历，能使求职者更具有吸引力。千万不要因一"字"之差而被用人单位淘汰。具体地讲，不应出现错别字，正确使用标点符号，文体格式符合要求。

4. 措辞表意，得体适度

个人简历行文时既不要用第三人称，也不要用第一人称，最好是省略主语，或将主语隐含于句子之中。使用主语隐化的句子可以避免自夸之嫌，语句会显得活泼、轻快。个人简历用词应尽可能精练，不必使用完整的文句，可使用短语表意，使履历短小精悍，通俗易懂；个人简历行文要让事实说话，要避免抽象、空洞的措辞，应以客观的态度，具体的事实及准确的数据说话。

5. 文面美观，外表新颖

在一般情况下，个人简历使用 A4 纸为宜，纸质要尽可能硬。纸张颜色以白纸最为理想，但精致的浅灰色和浅棕色也不错。印刷色也应选择黑色，白纸黑字，便于阅读。个人简历需打印清洁，不要有任何明显修改的印记。要做到清楚、整洁、美观，书写要工整，不要留下污垢、不要涂改。

个人简历的排版打印要精心设计，标题之间及内容之间的空行以及每行的间距既不要过大也不要过小，版面四周须留出足够的空白，显得空间美。

（三）个人简历的书写原则

1. 要"简"

招聘主管不可能对所有的简历都进行仔细阅读，但是，内容简洁、易懂、清楚的简历最不易漏掉。

2. 要突出"经历"

用人单位最关心的是求职者的经历，一般是从经历来看求职者的经验、能力和发展潜力。所以，在写简历的时候，要重点写求职者的学习经历和工作经历。

3. 要突出所应聘的"职位"信息

招聘主管关心主要经历的目的是为了考察求职者能否胜任工作。因此，不管是写自己的经历还是做自我评价，都一定要紧紧抓住所应聘职位的要求来写。

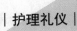
▋ 任务三　网络求职礼仪

由于科技的发展，现代信息的网络化日益显著，网络求职是广大求职者找工作的一种重要途径，也称为"网申"。网络已经成为我们工作、生活、招聘、求职必不可少的帮手，所以在网上找工作也已经成为广大求职者的必选途径。网络礼仪是互联网使用者在网上对其他人应有的礼仪。真实世界中，人与人之间的社交活动有不少约定俗成的礼仪，在互联网虚拟世界中，也同样有一套不成文的规定和礼仪，即网络礼仪，供互联网使用者遵守。忽视网络礼仪的后果，可能会对他人造成骚扰，甚或引发网上骂战或抵制等事件，虽然不会像真实世界动武般造成损伤，但对当事人也是一种不愉快的经历。

一、网络求职的原则

（一）针对性

网上求职有其特殊性，只有我们尊重其客观规律才能获得成功。不管是递交书面简历还是电子简历，针对性都应该是简历投递的第一原则。

（二）真实性

求职过程中，诚信缺乏问题会给社会造成很大损失，也会给招聘单位造成大量成本浪费。有些招聘条件中需要的硬性指标有就是有，没有就是没有，即便能通过第一轮的机器初筛，也通不过第二轮的人工核查。求职者这样做会降低自己的诚信度，不但会被淘汰，还浪费大量的时间，而且这些平行单位之间会互通有无，以后想在这个行业找到好工作就会更难。

> **课程思政**
>
> **一言不实，百事皆虚**
>
> 　　信用是一种现代社会无法或缺的个人无形资产，诚信是我们的自律心态和自身的道德力量。诚信是做人之根本，立业之基。在我们的日常生活和护理工作中要诚实做人，诚信做事，养成诚信的良好品质。

（三）易读性

招聘负责人不会有太多的时间停留在简历上，更重要的是，不能让招聘者看了简历后感到厌烦，所以，让简历易读就显得很重要，而不是轻易地被淘汰。

二、网络求职邮件的书写方法

（一）邮箱的选择

在给用人单位发送简历的时候，要用自己的私人邮箱，邮箱名最好命名为"自己的姓名"，例如，liuxing@xxx.com.cn。选择稳定性、可靠性高的邮箱，尤其是免费邮箱更要注意，如果不稳定，会造成发送的简历对方没有收到，或者对方回邮件的过程信件丢失。另外要注意尽量避免使用聊天软件邮箱，显得不够正式。

（二）撰写和发送

1.邮件主题

在电子邮件的"主题"或"标题"一栏，一定要写清楚信件的主题或标题，多几个字没关系，要避免什么都不写，对方会认为是恶意邮件，在没被打开之前就删除了。很多单位都标明邮件的主题写什么，如果有要求，就按要求写，如果没有标明的话，建议写上自己的姓名、应聘的职位以及工作的年限等。

2.邮件正文

邮件正文要简洁，不可长篇大论，以便收件人阅读。用语要礼貌，以示对收件人的尊重。在撰写正文内容时，应遵照普通信件或公文所用的格式和规则。正文部分要好好利用，可以适当简单陈述一下自己的工作经验，工作年限以及自身优势，这样可以让人事第一眼知道你是不是单位要找的人。在书写自己的经验和经历时，应与求职岗位相对应，比如，护理专业学生可多陈述自己与医学相关的工作经历和实践活动。正文的最后要记得落款，可以适当加上一些祝福的话。一句祝福的话，也许不会影响别人对你的判断，但如果你加上了，那样的正文才叫完美。如果你在发信时还另外加了"附件"，一定要在信件内容里加以说明，以免对方忽略看不到。

3.简历

简历作为正文内容要简洁清晰，不能太烦琐，长度控制在 1～2 页之内。人事工作比较繁忙，不可能详细看你的信息，所以简历封面、英文简历能省就省，除非你面试的工作与英语有关。同时要注意尽量以纯文本的格式发送，以免太复杂的格式导致文字出现格式改变，丧失可读性。如果招聘启事中明确要求简历作为附件，名称要注意清楚明确。

4.附件

如果招聘信息要求将简历内容作为附件发送时，要注意不可分别将封面、求职信、个人简历、证书作为附件发送，也尽量不要采用压缩包的形式，会增加了人事部门工作人员的工作量，正所谓"细节决定成败"，应将所有的材料，形成一个 word 文档作为附件，接收者直接双击打开即可。附件命名不可以使用"我的简历""我的求职简历""新建 word 文件"等，要注意采用一些规范的命名方式，求职者可以用自己的姓名和职位等来命名，如"×× 大学——××""×× 专业——××""应聘 ×× 岗位——××"等。这样更方便人事部门将你的简历存入文件夹，而不需要重新命名。

三、网络求职的注意事项

（一）简历内容

发送简历，自己要有准确的定位，不可盲目发送，要申请符合个人实力的职位。不要同时应聘同一单位的数个不同岗位，这样做容易给招聘单位留下随意的不良印象。也不要以同一份简历来应聘不同的单位，应针对不同的职位要求，写几句量身定做的求职语句。简历内容不要涉及个人重要资料，如身份证号码、信用卡号等。

（二）发邮件时间

发邮件的时间，一般选择在上班之前发邮件。如果时间比较晚，也可以晚上发，但是工作时间尽量不要发，人事部门上班后会优先看昨天的简历和今天新发的简历，之后还有其他的工作要忙，你的简历很有可能被推迟到明天。

（三）发邮件频率

不要以很高的频率发送简历，这种行为很可能引起招聘单位的反感从而过滤掉你的邮件。同时注意不要忽视已经发送的简历，最好对发出的简历做一份跟踪档案，分类并随时关注它的进展。

（四）接收和回复电子邮件

应当定期打开收件箱查看邮件，以免遗漏或耽误招聘单位邮件的阅读和回复。一般应在收到邮件后的当天予以回复。如果涉及较难处理的问题，要先告诉对方你已收到邮件，来信处理后会及时给予正式回复。对于那些标题是稀奇古怪的或者干脆没有标题、发信人的邮件，不要随便打开，很可能是病毒邮件。

▌任务四　面试求职礼仪

面试礼仪

面试求职是指通过面谈或线上交流（视频、电视）的形式来考察求职者的工作能力和综合素质，招聘者在与对方交谈的过程中通过观察获得有关信息，包括求职者的语言表达能力、应急应变能力、分析能力、合作能力、抗压能力等，来初步判断求职者是否可以加入自己的团队。换言之，这是一场以招聘者对应聘者的交谈与观察为主要手段，测评应聘者知识、能力、经验和综合素质等的考试活动。因此，为了求职成功，每个求职者都要注意求职面试时的基本礼仪。

一、面试前的准备

（一）信息准备

俗话说："知己知彼，百战百胜。"求职者在求职之前，不但要对自己有一个全面的认识，还要了解目标单位的一些情况。包括对市场就业信息、用人单位、用人条件、面试时的题目范围以及求职方法等相关情况有充分的了解，这样才能有的放矢，增加求职成功率。

1. 行业信息

了解行业信息的途径非常多，求职者可通过与招聘单位的雇员谈话、利用报纸或网络查阅相关信息等。

2. 用人单位的信息

用人单位的信息主要包括单位的性质、规模、效益、发展前景、招聘岗位、招聘人数等。

3. 用人单位待遇的信息

用人单位待遇的信息包括报酬（工资）、福利、待遇（奖金、补贴、假期、住房、医疗、保险等）。

4. 用人条件的信息

用人条件的信息包括对招聘人员的性别、年龄、学历、阅历、专业技能、外语等方面的具体要求和限制。

（二）心理准备

1. 自我认识

面试前首先要自我认识，明确自己的专业特长、个性特点、兴趣爱好、职业规划等，同时也要明确自己的优缺点，"知人者智，自知者明"，面试前可以把自己的优点和不足一一列举出来，并写在纸上。面试时对于自己的长处要尽量发挥好，而缺点则要在面试中加以注意，做到扬长避短。面试的时间一般都比较短暂，如何充分利用有限的时间，给招聘者留下积极而又深刻的印象就显得尤为重要。

2. 自我相信

人生，任何时候都不能缺少自信，而对于求职者来说，则更是如此。自信是求职者面试必备的心理素质，但是，自信不是盲目的，需要建立在丰富的社会阅历、对口的专业知识、广泛的人脉资源、良好的做人品德、扎实的工作经验之上。因此，求职者在面试前应熟记自己的各种资格和能力，可以反复大声朗读，或者在熟人朋友面前多次陈述，直到能够轻松自如地谈论自己为止，言行举止会反映出一个人的自信。然而，自卑而又胆怯者，在紧张而又短暂的面试过程中，很难做到举止大方。最后，告诫自己，不要将一次面试的得失看得太重，即使一次求职不成功也没关系，下次还可以继续努力。

3. 自我调适

面试前心情一定要放松，多对自己进行积极的心理暗示，以轻松的态度去面对。如有可能，事先到即将面试的地点看看，以便熟悉环境，这样可以缓解面试时的紧张情绪。面试前求职者不妨通过做深呼吸、散步、听听音乐等方式来放松自己。

（三）仪表准备

仪容仪表，是一个人的基础形象问题，招聘者往往以自己的经验和阅历，凭着求职者的仪容和仪表来判断其身份、学识和个性等。若想在最短的时间内给招聘者留下良好的"第一印象"，在面试前，求职者一定要注重自己的面试服装与仪容的准备，力求内在素质与外在形象相统一、语言美和行为美相统一、自然美与修饰美相统一。在人际认知理论中提及，交往双方初次接触时，仪容和仪表将对交往双方彼此印象的形成起到90％的作用。

1. 着装

着装即人的穿衣打扮，总体应符合职业要求，简单大方、整洁干净，展现出正统而不呆板、活泼而不轻浮的质感。无论应聘何种职业，面试着装均要遵循"朴素典雅"的原则，应穿着适合职场的套装、套裙、皮鞋。男性以穿深色的西装为宜，女性可以穿颜色较鲜艳和款式时尚些的服装，但都不能穿着奇装异服，不能追求所谓的前卫、新潮和另类。男性穿西装一定要系领带，并且样式、图案等要与西服、衬衫相协调。女性忌穿露肩、露胸、露腰的服装。无论男性、女性都要保持皮鞋的干净清洁，不能穿拖鞋、运动鞋等非正规场合中所穿的鞋子。

2. 仪容

除去合理着装之外，人们的发型和面部的容颜也占了很大比重。面试时，求职者的妆饰要衬托出自身的青春朝气，但又不能显得浮华浅薄。无论男女，妆饰必须追求庄重适度。男士切记要理发、剃须，保持面部及头发干净、清爽整齐，不要有头皮屑，发型宜大方而有朝气，不可求新、求怪，更不能染发，鬓角要短。女士要保持端庄、干净的形象，发型以简约、典雅为宗旨；首饰以少戴为佳，不能佩戴过于炫目、过于怪异的首饰；宜化淡妆，面部的修饰要清新、素雅，色彩和线条的运用都要"宁淡勿浓"、恰到好处；香水的选择要与气质相匹配，味宜淡雅，闻上去给人以舒畅的感觉。男士也可适当地修饰自己。求职者在面试前要确保体味清新，要注意口腔卫生，面试前不要食用大蒜、韭菜等带有强烈异味的食物。必要时，可以喷口腔清新剂以减少口腔异味，但在交谈时不可咀嚼口香糖。在面试时，因握手、呈递个人资料等均要使用双手，所以一定要注意手部卫生，指甲要修剪合适，无污垢，最好不要使用指甲油，更不能做花式美甲。

（四）预演准备

凡事"预则立，不预则废"。面试前可进行预演，模拟面试的场景，这样可使求职者不断总结经验、找出不足、增强自信。求职者可请同学或亲友参加并担任"评委"，进行模拟面试。在预演时应注意仪表着装和语言表达能力，还可以预测一下面试官可能会问到的问题，把自己事先能想到的都写下来，尽量想出一个还不错的答案，面试是一件见仁见智的事，不要太相信网上流传的"标准答案"。很多时候，面试官在意的不是你回复的内容，而是你的逻辑、思考方法和临场应变能力。也可以用录音设备进行录制自己的演练过程，反复纠正，确保语言表达流畅、思路清晰。

二、面试中的礼仪

在招聘、应聘过程中，面试是极其重要的一个环节，它既是招聘考核的最后一关，也是求职成功与否最具决定性的一关。注意遵循面试中的礼仪，能够更好地帮助求职者留住面试机会，以最快的速度实现就业理想。

（一）遵时守信、不急不躁

时间观念在面试的时候是要尤为注意的，千万别迟到或违约，初次见面没有任何理由迟到，迟到的结果有可能就是求职者失去了一个可以面试的机会，会让招聘者认为求职者缺乏时间观念和责任心。求职者最好提前 10 ～ 20 分钟到达面试地点，等到面试时间再进入面试会场，这样既可以提前熟悉面试环境、避免迟到，还能稍作休息保持情绪稳定。在等候室，对接待人员要有礼貌，注意细节，不要忘记说"谢谢""请您……"之类的客套话。等候时，不要旁若无人、大声喧哗、接听手机、东张西望、到处走动，给人以不稳重的感觉，进入面试室前要将手机关闭，以免面试时打乱思绪。

（二）入室敲门、"请"后入座

即使面试房间的门是虚掩的，也应先敲门，千万别冒失地推门就进，给人以鲁莽、无礼的印象。敲门时要注意敲门声的大小和敲门的速率，一般以右手的指关节轻叩房门三下即可，待听到"请进"后，回答"打扰了"，再推门进入。进入房间后，轻轻地把门关好。关好门后，求职者应将上身前倾30°左右，向面试官鞠躬行礼或点头致意，礼貌问候"您好""见到您很高兴"之类的话语。同时要注意不可主动落座，要等面试官让你就坐时再入座，并坐在面试官指定的座位上，说声"谢谢"。落座时，注意坐姿端正，一般坐满椅子的前 2/3，上身挺直，双手自然放在膝盖上，显得精神抖擞。

> **课程思政**
>
> 孔子曰："礼者敬人也。"礼仪展示教养，教养体现细节，细节决定成败。任何人、任何时候都要养成礼貌待人的行为习惯和良好的道德品质。

（三）自我介绍、谦虚自信

如果带有简历，应先将简历递给面试官，在拿、递简历时要与面试官用真诚的目光接触，双手将简历轻轻放在对方面前时，要将顺向的一方朝向面试官，主动展开，随即开始依次做简单介绍。求职者做自我介绍时，应注意以下问题：

（1）准备充分：事先把自我介绍的讲稿拟好，并背得滚瓜烂熟，同时还要结合演讲技巧，使面试官听后既有深刻的印象，又能感受到轻松自然的氛围。

（2）充满自信，举止大方：自我介绍时，要思路清晰，语气亲切自然，能让对方感觉出你的自信、稳重、大方和诚恳。

（3）语言幽默，轻松自然：介绍过程中，适时地使用幽默的语言，能缓解面试时的紧张气氛，还能加深面试官的印象。

（4）注意自尊和自谦：自我介绍时，切勿神态得意扬扬，目光咄咄逼人，给人一种不可一世、骄傲自大、目中无人的印象，应做到语气平和、目光亲切、神态自然，充分体现自尊、自谦的良好形象。

（5）内容有针对性：自我介绍的内容要言之有物，要有针对性地重点介绍与应聘岗位相关的内容，切忌说大话、空话，以免给面试官造成炫耀之感。

（四）仔细聆听、举止有礼

注意聆听，求职者必须要让面试官先开口发问，认真听清面试官的题目及其要求，一定不要打断，而是要等对方说完之后，我们再针对问题做出正确的回答，表达我们的观点，切忌跟面试官抢着说话，这样可能会导致现场气氛尴尬。面试过程中注意：①要目光专注，有礼貌地注视面试官并与之进行眼神交流。②要面带微笑，表情过分严肃不适合于面试场合。③要适当回应，如用点头或适时辅以"对""是的"之类的简短话语。但是切忌过分热情，不问青红皂白，信口开河。面试过程中面试官对细节部分即非语言信息有敏锐的观察力，所以在面试时应举止有礼，会让对方感到友好和愉快。同时要注意控制平时生活中的一些不好的习惯，如抖腿，还有手上的一些小动作，在这么严肃的场合，会给人一种非常不舒服的感觉。

（五）言辞清晰、语言流畅

在面试的时候，求职者要注意语言的准确、简洁，同时还要注意语言的流畅性，说话不要断断续续的，这样会让人感觉求职者紧张、不自信或并未认真对待此次面试。面试时求职者的语言表达反映其成熟程度和综合素养。交谈时要注意发音准确，吐字清晰，语气平和，语调恰当，音量适中，此外，还要控制说话的速度。

（六）遇事冷静、诚实坦率

面试过程中，面试官为了观察求职者的应变能力及自控能力，常常采用一些较为特殊的手法。例如，有的面试官会用中途退场或姗姗来迟的方式来考察你的应变能力；也有的会提出些较为苛刻的问题，甚至这些问题和面试没有什么关系。如果面试官问到个人隐私，应委婉地拒绝："这是我的个人隐私，能否改日再谈"。如果在面试时遇到实在不会回答的问题，就应真诚地回答："这个问题我没有思考过"。这样反倒会给面试官留下诚实、坦率的好印象，不要支支吾吾或不懂装懂。还有就是一定要诚实，例如，当出现某一个问题不能回答的时候，不要胡编乱造，要如实回答。

> **典型案例** ◆
>
> 某知名医院招聘护士数名，待遇优厚，应聘者很多。即将毕业的刘星同学前去面试，她下穿迷你裙，上着露脐装，涂着鲜红的唇膏，轻盈地走到一位面试官面前，不请自坐，随后跷起了二郎腿，笑眯眯地等着问话。三位面试官互相交换了一下眼色，主面试官说："刘小姐，请回去等通知吧。"小刘一听，喜形于色道："好！"拎起小包飞跑出门。
>
> 结果可想而知，小刘没有等到医院的录用通知，假如你是小刘，你会为这次面试做怎样的准备呢？

三、面试后的礼仪

在面试快要结束时，要特别注意面试官的暗示。当双方的意愿都表达明确后，听到主面试官说："今天就谈到这里""你的情况我们已经了解了""谢谢你对我们工作的支持"等话语时，求职者可以面带微笑主动告辞，告辞时要注意礼貌。同时可以机智地询问对方会在什么时候通知面试结果，如果当场即被录用也不用过分惊喜，应向主面试官表示感谢，希望今后合作愉快；若结果未知，则应再次强调你对应聘此工作的热情，并向对方给了自己这次面试的机会表示感谢，要表示与面试官们的交谈获益匪浅，希望今后能有机会，再次得到对方进一步的指导，力求给对方留下一个积极、良好的印象。

（一）握手告别

面试结束后，应轻轻起身并将座椅放回原位，可以根据情况决定是否与面试官握手告别，此时要注意握手的基本礼节。握手时通常以三至五秒为宜，用力要轻，握手时要双目注视对方，面带笑容，同时应配以适当的敬语，如"再见""谢谢"等，切不可戴手套与面试官握手。

（二）感谢对方

为了加深面试官对求职者的印象，增加求职成功的可能性，面试后两天内，可给面试官打电话或写封信表示谢意。感谢电话要短，最好不要超过五分钟；感谢信要简洁，最好不超过一页。感谢信的开头应提及你的姓名及简单情况，然后提及面试的时间，并对招聘人员表示感谢，对该招聘单位表示敬意，重申自己对所谈的工作很感兴趣，并简要陈述自己能够胜任该项工作。面试后表示感谢是十分重要的，因为这不仅是礼貌之举，也会加深主面试官对你的印象。据调查，十个求职者往往有九个人不写感谢信，你如果没有忽略这个环节，则显得独树一帜，说不定会使主面试官改变初衷。

（三）咨询结果

一般情况下，面试官们每天面试结束后，都要进行讨论，然后送人事部门汇总，最后确定录用人选，可能要等3～5天。在这段时间内一定要耐心等候消息，不要过早打听面试结果。一般来说，如果在面试两周后或在主面试官许诺的通知时间内，还没有收到对方的答复时，就应该写信或打电话给招聘单位或主面试官，询问是否已做出了决定。

四、网络面试礼仪

一些单位为了节约面试时间，也为了求职者的便利，用人单位可能会邀约进行网络视频面试，如果要通过网络视频面试，求职者应注意以下问题。

（一）修饰个人形象

网络面试虽然只有上半身出境，但也要注意着装整齐，不可上半身正装，下半身睡衣拖鞋，以免露底尴尬，前功尽弃。

（二）精心选择背景墙

可以选择淡色墙纸或书架作背景，也可选择干净的墙面作背景，切忌镜头中出现杂乱无章的背景画面，更要避免出现格调低俗的图片、海报、字画等。

（三）保证网络畅通

要在面试一开始的时候马上询问面试官是否能清楚地看到并听到，如果出现技术问题建议暂停面试。

（四）避免干扰

首先是选择比较清静的地方，避免人为干扰。切忌在网吧这样嘈杂的地方视频面试，同时最好请同学或家人帮助你看好房间避免别人进入，防止突发情况打扰。其次是避免设备干扰，建议用笔记本或台式机，尽量不用手机和小型平板，笔记本应接通电源，附近几米内的手机尽量静音或关机，将电脑中那些随时可能弹出对话框的程序提前关闭。

（五）注意肢体语言和面部表情

挺直身体，放松双肩，说话时身体微微前倾，听到意会处微微点头。说话时应盯着摄像头，而不要盯着视频中的屏幕，表情要放松，对着摄像头说话可能不太习惯，求职者可提前练习直视摄像头讲话。

（六）其他

如网络面试是通过 QQ 或微信等社交软件进行，求职者的昵称也很关键，尽量不要使用稀奇古怪，或者包含负能量的昵称，避免让对方产生反感。回答问题不要着急，避免打断面试官讲话，网络连接出现延时很容易会让人出现这个错误，容易使对话变得很不愉快，要等面试官把问题完全阐述完，略有一点停顿后你再做出回答，也给自己一些时间来思考一下将要讲的内容。

直击护考

1. 常见的求职种类下列哪项除外（　　）。

A. 书面求职　　　B. 面试求职　　　C. 他人代替求职　　D. 网络求职

2. 求职信的基本内容的表达中哪项不妥（　　）。

A. 称呼、引言　　　　　　　　B. 获得求职信息的途径

C. 求职的理由、目标和意向　　　D. 介绍与求职单位领导的个人良好关系

3. 外企求职信中那些感情表达的不妥（　　）。

A. 自信乐观　　　B. 诚实守信　　　C. 极其谦卑　　　D. 合适语种

4. 在求职信中表达自己的荣誉时哪项不妥（　　）。

A. 荣誉包括实习期间　　　　　　　B. 表述与求职岗位有关的荣誉

C. 荣誉说明的越多越好　　　　　　D. 表达自己所获得的资格

5. 个人简历的写作要求具备哪些要求（　　）。

A. 真实性　　　　　B. 感人性　　　　　C. 积极性　　　　　D. 精炼性

6. 下列哪项不属于倾听的技巧（　　）。

A. 及时反馈　　　　B. 全程只听不说　　C. 不打断讲话　　　D. 全神贯注

7. 决定求职成功与否的关键环节是（　　）。

A. 面试前的准备　　　　　　　　　　B. 面试中的礼仪

C. 各种任职资格　　　　　　　　　　D. 面试后的礼仪

8. 面试最基本的礼仪是（　　）。

A. 主动向面试人员问好　　　　　　　B. 进入面试时要先敲门

C. 注重仪容仪表　　　　　　　　　　D. 遵时守信

9. 关于书面求职材料的书写要求，叙述不正确的是（　　）。

A. 实事求是　　　B. 内容越详细越好　　C. 格式规范　　　D. 外观整洁

10. 无论哪种形式的求职，求职成功的重要因素是（　　）。

A. 恰当运用求职礼仪　　　　　　　　B. 真诚礼貌的态度

C. 使用别出心裁的简历　　　　　　　D. 锲而不舍的精神

11. "预则立，不预则废"主要体现了面试前的哪项准备工作（　　）。

A. 仪表准备　　　B. 心理准备　　　　C. 演练准备　　　D. 资料准备

12. 以下哪一项不属于求职礼仪的特点（　　）。

A. 广泛性　　　　B. 时机性　　　　　C. 独特性　　　　D. 目的性

13. 关于求职礼仪，以下哪一项表述不正确（　　）。

A. 面试前要进行资料、心理、仪表、演练等准备

B. 求职面试是求职成功与否的关键环节

C. 求职者要注意准时到场，但是招聘人员可以迟到

D. 面试结束后要尽快主动打电话询问面试结果

14. 下列关于自我介绍的说法中，哪种不正确（　　）。

A. 自我介绍的内容应当真实而准确

B. 自我介绍的态度应当大方、亲切、和善

C. 自我介绍时若同时递交名片，可以加深对方对自己的印象

D. 自我介绍时，应注重细节，先向对方点头示意并得到回应后再介绍自己

15. 致意有一套自己的礼节要求，温文尔雅的致意才能体现对他人的尊重和友善，下列哪种关于致意的说法不正确（   ）。

A. 微笑致意几乎是应用范围最广的一种致意方式

B. 男士应当先向女士致意

C. 年轻者应先向年长者致意

D. 无论年龄大小，在任何情况下，通常女士不轻易先向男士致意

16. 以下哪种站姿更适用于面试求职（   ）。

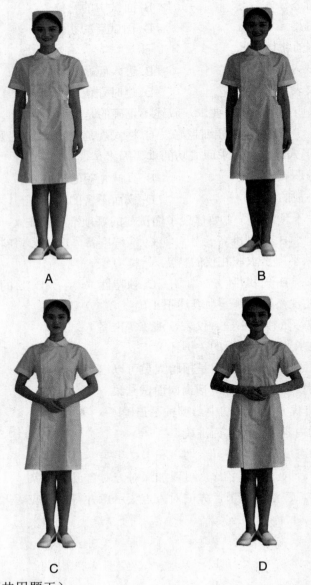

A   B

C   D

（17～18题共用题干）

应届毕业大学生小张，自认为能提升自身形象，在求职信中这样写道："现已有多家公司欲聘用我了，如果贵公司愿意聘用我，就请贵公司从速答复我……"这样的表达

往往不但没有提高自身的形象，还降低自己在他人眼中的印象，激怒对方，从而导致求职失败。

17. 对于刚毕业的张同学来说，避免以上情况发生的办法哪项除外（　　）。

　A. 谦虚谨慎　　　B. 谦卑态度　　　C. 炫耀表达　　　D. 信息真实

18. 小张在求职信中应注意的态度除哪项不妥（　　）。

　A. 谦卑柔和　　　B. 实事求是　　　C. 态度诚恳　　　D. 命令性语气

19. 请观看视频题视频回答：面试开始进入房间和面试结束离开房间时，是如何开关门的？应注意什么礼仪规范？

附：医院常见面试问题

单元七答案　　　　视频题

一、一般性问题

1. 你为什么选择到本医院工作？

2. 你对本医院有何了解？

3. 进入本医院你想做哪方面的工作？

4. 护理工作最吸引你的是什么？

5. 你对本医院的工资待遇有何要求？

6. 你如何看待医院加班？

7. 如果医院安排的护理岗位与你应聘的岗位不同，你会怎么办？

8. 作为一名医务工作者，你认为你有哪些优势和不足？

二、有关求职者个人的问题

1. 用一句话描述一下你自己？

2. 你认为自己有什么长处和短处？

3. 你有什么理想和抱负？

4. 你喜欢交朋友吗？喜欢交什么类型的朋友？

5. 你的朋友是如何评价你的？

6. 你喜欢什么样的领导？

7. 你比较喜欢单独工作还是协同作业？

8. 你觉得你与其他求职者有何不同？

三、有关应对实际情况的问题

1. 你在值班时，你面前一个急症患者突然晕倒，你如何处理？

2. 你是一名急诊科医务人员，在你值班时，你的亲戚找你有急事，你会怎么做？

3. 你如何看待个别医务工作者违反规定接受红包？如果遇到这种情况,你会怎么做？

4. 你觉得你所实习的医院有哪些地方不是很合理，你是怎样处理的？

5. 如果你在门诊，发现一例疑似甲型 H1N1 流感患者，你会怎么处理？

6. 一位慢性病患者经过长时间治疗和护理仍没有治好，这位患者十分恼火，要向你问责，你会怎么办？

7. 当今社会医疗纠纷成为热点话题，你是怎么看待的？

技能训练七

【内容】

求职面试情景模拟实训

情景模拟面试，是设置一定的模拟情景，要求被测试者扮演某一角色并进入角色情境中，去处理各种问题及事务。

模拟面试

【目标】

1. 技能目标　熟练掌握求职面试时的礼仪规范；了解求职过程并能熟练应对。

2. 情感目标　明确学习目标，端正学习态度，增强学习动力和求职能力。

【准备】

1. 一份个人简历和自荐信。

2. 1～2分钟的自我介绍。

3. 模拟面试评分表。

模拟面试评分表

测评要素	专业知识与技能	人际交往意识与技巧	语言表达能力	举止与仪表	组织协调能力	综合应变与创新能力	合计
分值	20	20	15	20	10	15	100
评分等级　好							
中							
差							
得分							
评语							

【方法】

1. 求职者递交个人简历和自荐信。

2. 求职者进行自我介绍。

3. 面试评委老师打分并书写评语。

【评价】

1. 仪容仪表　着装简单大方、整洁干净、朴素典雅；妆饰庄重适度、仪容清新素雅。

2. 言语清晰、语言流畅　发音准确、吐字清晰、语气平和、语调恰当、音量适中。

3. 正确运用面试技巧和面试求职礼仪。

冯晓敏

参考文献

[1] 孔令俭. 护理礼仪. 北京：军事医学科学出版社，2014.

[2] 邱萌. 护士礼仪. 2版. 上海：第二军医大学出版社，2015.

[3] 位汶军，张庆霞. 护理礼仪与形体训练. 北京：中国医药科技出版社，2018.

[4] 李玲. 护理礼仪与人际沟通. 郑州：河南科学技术出版社，2015.

[5] 黄建萍. 现代护士实用礼仪. 北京：人民军医出版社，2010.

[6] 李希科，赵文慧. 护患沟通. 西安：世界图书出版公司，2018.

[7] 杨光云，王晓燕. 护理礼仪. 2版. 武汉：华中科技大学出版社，2017.

[8] 李秋萍. 护患沟通技巧. 北京：人民军医出版社，2010.

[9] 李辉，秦东华. 护理礼仪. 北京：高等教育出版社，2015.

[10] 陈文. 护理礼仪与人际沟通. 南京：东南大学出版社，2015.